clave

Margarita Chávez Martínez es licenciada en nutrición, y ha vivido el vegetarianismo y el naturismo por más de 50 años. Es autora de doce libros, muchos de ellos relacionados con la nutrición vegetariana, las terapias alternativas, la salud y la belleza. Por más de 34 años ha aparecido en programas de radio y televisión para compartir sus conocimientos, además de atender a miles de pacientes, siempre por medio del vegetarianismo y las terapias naturales.

A todos aquellos que en un mundo inundado de productos artificiales buscan acercarse a la naturaleza para recuperar o cuidar su salud, los libros de Margarita les ofrecerán recetas, tratamientos, fórmulas y recomendaciones que mejorarán su calidad de vida.

BELLEZA
al natural

Recetas a base
de hierbas, frutas,
esencias e ingredientes
naturales para cuidar
la piel y el cabello

MARGARITA
CHÁVEZ MARTÍNEZ

DEBOLS!LLO

Belleza al natural
Recetas a base de hierbas, frutas, esencias
e ingredientes naturales para cuidar la piel y el cabello

Segunda edición: mayo, 2017

D. R. © 1996, Margarita Chávez Martínez

D. R. © 2017, derechos de edición mundiales en lengua castellana:
Penguin Random House Grupo Editorial, S. A. de C. V.
Blvd. Miguel de Cervantes Saavedra, núm. 301, 1er piso,
colonia Granada, delegación Miguel Hidalgo, C. P. 11520,
Ciudad de México

www.megustaleer.com.mx

ISBN: 978-607-315-354-6

Impreso en México – *Printed in Mexico*

El papel utilizado para la impresión de este libro ha sido fabricado a partir de madera procedente
de bosques y plantaciones gestionadas con los más altos estándares ambientales, garantizando
una explotación de los recursos sostenible con el medio ambiente y beneficiosa para las personas.

Penguin
Random House
Grupo Editorial

A la belleza de la vida...
A Emmanuel y Jhazmín

ÍNDICE

SEGUNDA PARTE
¿POR QUÉ BELLEZA AL NATURAL?

PIEL   55

CUERPO   67

ROSTRO 97

COMPRESAS   122

CREMAS   125

PRIMERA PARTE
Belleza

LA BELLEZA

La belleza tiene un lenguaje sideral que se eleva sobre las voces y las sílabas que pronuncian nuestros labios.

Lengua inmortal que encierra todas las cadencias humanas para convertirlas en mudo sentimiento, igual que el tranquilo lago atrae hacia sus profundidades los cantos del riachuelo, para convertirlos en silencio eterno.

La belleza es un secreto que llena nuestro espíritu de admiración, lo nutre y fortifica; pero nuestro pensamiento tórnase indeciso al definirla con palabras y jamás lo consigue. Es un fluido invisible que oscila entre el pensamiento del que contempla y la realidad que se mira.

La belleza es una luz que surge del sagrario del alma para alumbrar nuestro cuerpo, igual que la vida cuando surge de una semilla y le da a la flor tinte y perfume. Es motivo de comprensión entre el hombre y la mujer, que se realiza en un instante del cual nacen aquella simpatía y aquel sentimiento puro, excelso y espiritual que llamamos amor…

GIBRÁN JALIL GIBRÁN

La belleza a todos atañe. Desde la más remota antigüedad el hombre ha sacado provecho de lo que la naturaleza le ofrece para embellecer su piel, su rostro… en fin, su cuerpo entero. Esta preocupación nos ha llevado en los tiempos modernos a emplear —e incluso a abusar— de productos químicos que en muchos casos, lejos de mejorar nuestra belleza, nos acarrean problemas.

Una piel saludable y tersa es el resultado de la buena circulación de la sangre pura, producto de una dieta saludable, completa y equilibrada. Una alimentación natural e integral abundante en vitaminas y minerales, necesarios para la piel, y en fibra, que permita un trabajo apropiado del intestino, nos garantizará una mejor salud que se reflejará en nuestro semblante. Muchas enfermedades, incluidas las de la piel, se presentan debido a un estreñimiento crónico, el cual propicia desarreglos digestivos y un continuo autoenvenenamiento que, sin duda, nos ocasionará problemas en la piel y el rostro. No hay que olvidar que belleza y estreñimiento son antagónicos: combata de raíz el estreñimiento llevando una dieta saludable. En mi libro *Manual de terapias naturales para cada enfermedad*, en la sección "Estreñimiento", encontrará un tratamiento integral para atacarlo.

La auténtica belleza proviene del interior, no sólo de un organismo sano, de una sangre pura, sino también de una actividad mental positiva, de una mente pacífica, de una forma de enfrentar y ver la vida con optimismo, alegría y plenitud. Esta belleza no se marchita con los años; todo lo contrario, se conquista día a día y se hace más profunda con el transcurso del tiempo. Esta actitud positiva se obtiene a base de perseverancia. La vida siempre nos presenta acontecimientos agradables y desagradables; ¿por qué no aprender a enfrentarlos con optimismo y alegría, si son inevitables? Así, *al mal tiempo buena cara*.

Nos sorprenderá descubrir, a medida que lo vivamos, que una sonrisa plena y una disposición feliz embellecen más nuestro rostro que los mejores maquillajes aplicados sobre una cara mustia; pero, lo que es más importante, quienes nos rodean también se sentirán dichosos a nuestro lado.

Por lo que se refiere al aspecto fisiológico, tanto los nutrimentos adecuados como algunas prácticas, el ejercicio y evitar el abuso de productos químicos, son esenciales para un mejor desarrollo de las funciones de nuestro organismo, requisito indispensable de la belleza.

Alimentos para la belleza

Agua

El agua es un elemento muy importante para la salud y belleza de nuestra piel y, por supuesto, para el bienestar del organismo. Su presencia es imprescindible prácticamente en todas las funciones de nuestro cuerpo, así como para la vida de las células: el desequilibrio o la falta de líquidos puede significar la muerte de un sinnúmero de células y, en caso extremo, de todo el organismo. Por desgracia, en muchas ocasiones consideramos que ingerir agua natural resulta innecesario o simplemente no le damos importancia; nos sorprendería descubrir que muchos cutis resecos y marchitos son producto de la carencia de líquidos en el organismo.

Tome suficiente agua, por lo menos seis vasos diariamente. El agua pura ayuda a eliminar toxinas y a mantener un nivel adecuado de humedad en el cuerpo.

Jugos

Los jugos nos dan la oportunidad de hacer una excelente combinación de agua y nutrientes esenciales —minerales y vitaminas— para nuestra salud y belleza. Un jugo que sin duda reúne estas cualidades es el siguiente:

Ingredientes:

> 2 zanahorias
> 1 pepino
> 1 tallo de apio
> 1 jitomate chico
> 5 ramas de perejil
> 2 hojas de lechuga orejona
> 5 ramas de alfalfa

Procedimiento:

- ♦ Introdúzcalos uno a uno en el extractor y obtendrá un jugo delicioso y nutritivo, rico en vitaminas y minerales esenciales, que redundará en la salud y belleza de la piel y el cabello.
- ♦ Puede tomarlo diariamente o hacer otras combinaciones de diferentes frutas o verduras.

En mi libro *Manual de terapias naturales para cada enfermedad*, en la sección "Jugos", encontrará diversas combinaciones.

Nutrimentos esenciales para la belleza

Minerales

Azufre. Conocido como el mineral de la belleza, es esencial para la salud de cabello, uñas y piel.

Fuentes naturales: rábanos, cebollas, apios, cola de caballo, berro, frijol de soya, ejotes.

Zinc. Juega un papel muy importante en la prevención y tratamiento del acné. De igual manera, es de gran ayuda para prevenir la calvicie.

Fuentes naturales: germen y salvado de trigo frescos, semillas de calabaza, semillas de girasol, levadura de cerveza, leche, huevos, cebollas, nueces, vegetales de hojas verdes, yogur, germinados.

Cobre. Ayuda a mantener el color natural del cabello.

Fuentes naturales: almendras, frijoles, garbanzos, vegetales de hojas verdes, ciruelas pasas, uvas pasas.

Selenio. Puede disminuir el proceso de envejecimiento, porque como antioxidante inhibe la acción de los radicales libres.

Fuentes naturales: levadura de cerveza, algas marinas, ajo, champiñones, leche, huevos, cereales y la mayoría de los vegetales.

Silicio. Es esencial para el crecimiento saludable del cabello, uñas y dientes.

Fuentes naturales: cola de caballo, alfalfa, algas marinas, semilla de linaza, manzanas, fresas, uvas, betabel, cebolla, almendras, cacahuates, semillas de girasol.

Yodo. Ayuda a prevenir las arrugas y la aspereza de la piel.

Fuentes naturales: algas marinas, alga espirulina, ajo, berro, piñas, peras, alcachofas, frutas cítricas, yema de huevo.

Vitaminas

Vitamina A. Juega un papel sumamente importante en la nutrición del cabello y de la piel. Mejora la estabilidad del tejido en la pared celular, lo cual contribuye a evitar el envejecimiento prematuro. Aumenta además la permeabilidad de los vasos capilares, lo que contribuye a mejorar la oxigenación de los tejidos.

Fuentes naturales: en general, frutas y verduras de color amarillo, anaranjado y verde oscuro: zanahorias, espinacas, melones, calabacitas, jitomates, huevos, mantequilla, leche.

Vitamina B_1 o tiamina. Ayuda a prevenir el envejecimiento prematuro.

Fuentes naturales: levadura de cerveza, germen y salvado de trigo, pulido de arroz; cereales integrales, especialmente trigo, avena y arroz. Todas las nueces y semillas.

Frijoles, especialmente los de soya; leche y sus derivados, betabeles, papas, vegetales de hojas verdes.

Vitamina B$_2$ o riboflavina. Esencial para el pelo, uñas y piel saludables.

Fuentes naturales: leche, queso, cereales integrales, levadura de cerveza, germen de trigo, almendras, semillas de girasol, vegetales de hojas verdes.

Vitamina B$_3$ o niacina. Ayuda a mantener una piel saludable.

Fuentes naturales: levadura de cerveza, germen de trigo, pulido de arroz, nueces, semillas de girasol, cacahuates, trigo y arroz integrales, vegetales verdes.

Vitamina B$_5$ o ácido pantoténico. Auxiliar importante en la prevención del envejecimiento prematuro, especialmente en lo que se refiere a arrugas. Aumenta la vitalidad.

Fuentes naturales: levadura de cerveza, germen y salvado de trigo, jalea real, cereales integrales, vegetales verdes, chícharos y frijoles, cacahuates, melaza cruda, yema de huevo.

Vitamina B$_6$ o piridoxina. Previene trastornos de la piel, como el acné. Resulta muy efectiva en problemas de sobrepeso provocados por retención de líquidos, y problemas de caída de cabello por el uso de anticonceptivos.

Fuentes naturales: levadura de cerveza, plátanos, aguacate, germen y salvado de trigo, frijol de soya, nueces, melaza, melón cantaloupe, col, leche, yema de huevo, vegetales de hojas verdes, pimiento verde, zanahorias, cacahuates.

Es oportuno advertir que la cocción destruye esta vitamina, de manera que lo conveniente es tomar crudos los alimentos que la contienen.

Vitamina B_9 o ácido fólico. Esencial para piel y cabello saludables. Ayuda a prevenir el encanecimiento.

Fuentes naturales: vegetales de hojas verde oscuro, brócoli, espárragos, espinacas, lechuga, levadura de cerveza, germen de trigo, champiñones, nueces, cacahuates.

Vitamina B_X o PABA. Ayuda a prevenir cambios en la piel debidos al envejecimiento. Esencial para una piel saludable. Previene el encanecimiento.

Fuentes naturales: levadura de cerveza, cereales integrales, leche, huevos, yogur, germen de trigo, melaza. También se sintetiza en los intestinos cuando hay una flora bacteriana saludable.

Vitamina C. Esencial para la formación y calidad del colágeno —especie de cemento intracelular—, lo cual ayudará a mantener la tersura y elasticidad de la piel. Necesaria para dientes y encías saludables. Nos protege de los efectos negativos del estrés y de los contaminantes, lo que redundará en un rostro bello.

Fuentes naturales: todas las frutas y verduras frescas, en especial cítricos, pétalos de rosa de Castilla, fresa, manzana, pérsimo, guayaba, cereza acerola, perejil, col, brócoli, jitomate, pimiento morrón.

Vitamina D. Ayuda a evitar la vejez prematura. Promueve la salud y belleza de la piel.

Fuentes naturales: germinados, champiñones, yema de huevo, leche, mantequilla, semillas de girasol.

No olvide que la luz solar produce la vitamina D, ya que la acción de los rayos ultravioleta activa una forma de colesterol presente en la piel, convirtiéndolo en vitamina D.

Vitamina E. Mejora la circulación en los capilares más finos y retarda el proceso de envejecimiento por ser antioxidante. Auxiliar en la oxigenación de los tejidos. Mejora la circulación. En los procesos de cicatrización evita que queden marcas.

Fuentes naturales: aceites vegetales prensados en frío (extra vírgenes), sobre todo el de germen de trigo y el de soya, semillas crudas y germinados, nueces, granos y trigo integral, germen de trigo muy fresco, vegetales de hojas verdes, huevos.

Vitamina H o biotina. Relacionada con el crecimiento y la salud del cabello. Ayuda a evitar su caída.

Fuentes naturales: la mejor es la levadura de cerveza. Otras fuentes son el frijol de soya y el arroz integral; también se puede producir en los intestinos, si cuentan con una flora saludable.

Inositol. Vital para el crecimiento del cabello. Ayuda a prevenir la calvicie y el adelgazamiento del cabello.

Fuentes naturales: levadura de cerveza, germen de trigo, lecitina, cereales integrales, especialmente avena; maíz, nueces, leche, melaza cruda, frutas cítricas.

Las funciones de las vitaminas y minerales mencionados son mucho más extensas y sus actividades se complementan entre sí: aquí sólo se mencionan las funciones relacionadas con la belleza. Encontrará estos y muchos otros datos en mi libro *Nutrición vegetariana,* en la sección "Nutrición", libro que contiene además casi 700 deliciosas recetas.

Prácticas para la belleza

Ejercicio

La práctica regular de algún deporte o ejercicio —preferentemente al aire libre— es garantía de una piel saludable gracias a la adecuada irrigación sanguínea y a la transpiración, proceso este último que contribuye a eliminar una gran cantidad de toxinas de nuestro organismo. De este modo obtendremos una mayor salud que se reflejará no solamente en la belleza de nuestro cutis sino del cuerpo entero, pues nuestros músculos se tornarán firmes.

Relajación, yoga, meditación

Realizar disciplinas como yoga, meditación o relajación*
libera de las tensiones y el estrés y proporciona paz interna
y bienestar, lo cual nos dará un rostro sereno. El estrés des-
gasta en muchos aspectos y favorece la presencia de arrugas
y el encanecimiento por las deficiencias nutricionales que
conlleva; evitarlo por los medios mencionados redundará
definitivamente en nuestra salud física y mental, y por consiguiente, en una auténtica belleza.

Productos químicos

Evite el uso y abuso de productos químicos innecesarios,
así como el empleo de cosméticos que obstruyan los poros
e impidan la adecuada transpiración. Si usted considera
imprescindible en su arreglo personal el uso de cosméticos,
elija aquellos que son solubles en agua para que su piel
respire adecuadamente.

---

* En mi libro *Manual de terapias naturales para cada enfermedad* se
describen algunas técnicas para realizar estas prácticas.

SEGUNDA PARTE

¿Por qué belleza al natural?

¿Dónde buscaréis la belleza, y cómo encontrarla, a menos que ella misma sea vuestro camino y vuestra guía?

¿Y cómo hablaréis de ella, a menos que sea la urdidora de vuestro discurso?…

… Y la belleza no es una necesidad, sino un éxtasis.

No es la boca sedienta ni mano vacía en actitud suplicante.

Es más bien corazón inflamado y alma encantada.

No es la imagen visible aunque cerréis los ojos, ni una canción que oís, aunque tapéis vuestros oídos.

No es savia dentro de la arrugada corteza, ni ala adherida a una garra.

Es más bien un jardín siempre en flor y una bandada de ángeles volando eternamente…

GIBRÁN JALIL GIBRÁN

Tratamientos naturales

El anhelo por tener y conservar la belleza es tan ancestral como el hombre mismo. En todas las culturas antiguas se encuentran tratamientos de belleza, muchos de los cuales son valiosos aún hoy. Esto es comprensible si se considera la enorme diferencia que existe entre los cosméticos químicos y los naturales, semejantes a los antiguos, preparados en casa, cuyos ingredientes son aceites vegetales con propiedades curativas, grasas naturales, extractos de plantas y aceites esenciales de aromas exquisitos.

Las plantas empleadas en los tratamientos de la piel poseen diversos elementos curativos y de belleza, por ejemplo:

- ♦ Ácido tánico: astringente y antiséptico, cierra los poros de la piel y es antiinflamatorio.
- ♦ Sílice: fortalece el tejido conectivo, es cicatrizante, activa la circulación de la sangre y depura la piel.
- ♦ Mucílago: calmante y curativo.

Además, los aceites esenciales de las plantas son estimulantes y antiespasmódicos y tienen una acción curativa y tonificante de la piel. Asimismo, los ácidos de las frutas, que se han empleado desde tiempos inmemoriales en la cosmetología casera, suavizan y dan brillo y lozanía a la piel.

En contraste, los cosméticos y tratamientos comerciales utilizan aceites minerales y perfumes sintéticos, sustancias químicas y conservadores. Aunque los más caros y sofisticados son publicitados como elementos valiosísimos para la salud, juventud y belleza de la piel, es claro que la cosmetología casera posee fórmulas y conocimientos que han demostrado ser muy efectivos.

Los ingredientes para la elaboración de los tratamientos aquí indicados se consiguen en las farmacias o boticas que venden artículos a granel. Las fórmulas que requieren mezclar los ingredientes pueden prepararse en estos establecimientos, si bien es cierto que muchos elementos aquí utilizados saldrán directamente de su cocina.

Conservación de los productos y tratamientos naturales

Es obvio que estos tratamientos naturales, precisamente por no tener conservadores, son perecederos.

En general, las mascarillas de fruta e ingredientes frescos deberán utilizarse de inmediato.

Las lociones duran, por lo general, tiempo indefinido.

Las cremas deben conservarse en un lugar fresco y duran de 4 a 6 semanas. Nunca deben usarse rancias.

El vinagre de manzana hecho en casa debe guardarse en el refrigerador.

Hay que usar los champús apenas preparados, para que se mantengan en buenas condiciones hasta terminarlos.

Los polvos deben guardarse en un frasco limpio y bien tapado.

Recipientes

Los aceites esenciales, las tinturas y las lociones faciales deben envasarse en botellas oscuras.

Las cremas para el cutis se guardan en frascos de vidrio o porcelana bien limpios; antes de utilizarlos frótelos con alcohol para asegurarse de que queden libres de gérmenes que puedan contaminar la preparación.

Cabello

El cabello saludable, como todo en el organismo, depende de la calidad de la nutrición y de una adecuada circulación sanguínea. Las deficiencias nutricionales pueden ocasionar diversos problemas en él, aunque también existen factores hereditarios en lo referente a la calvicie y el encanecimiento.

Dado que el cabello está compuesto principalmente de proteínas, la deficiencia de éstas en la dieta puede conducir a cambios temporales en su color y textura, haciéndolo débil, delgado y reseco. Asimismo, la deficiencia o exceso de vitamina A causará un cabello reseco y opaco, y puede provocar su caída; pero al corregir dichas anomalías, vuelve a ser normal.

Las causas principales de la pérdida del cabello son deficiencia de magnesio, azufre y zinc y el estrés, debido a que la tensión hace que se requieran mayores cantidades de vitaminas B —especialmente B_6—, biotina, inositol y ácido fólico. Además, la tensión provoca una constricción de los vasos sanguíneos que irrigan el cuero cabelludo, que causa a su vez una anemia en la raíz capilar, haciendo al cabello susceptible de caerse.

El hipotiroidismo, el embarazo y el empleo de anticonceptivos orales, los cuales poseen cobre en exceso, pueden provocar también pérdida de cabello; en el segundo caso, el problema se corregirá después del alumbramiento.

¡Ah, pero un momento! Tampoco hay que creer que siempre existe alguna deficiencia por la que el cabello se cae. Según los especialistas en esta materia, es completamente normal perder de 50 a 100 cabellos diarios; esto obedece a que cada uno crece por un tiempo definido, después del cual el folículo lo suelta y entra en una fase de descanso antes de producir otro. Vea en la página 25 los nutrimentos importantes para la salud y belleza de la piel y el cabello.

Aparte de la nutrición, hay otros aspectos que deben vigilarse: *a)* el cepillado, que sólo es para alisar el cabello. Debe realizarse con suavidad y cuidado, no bruscamente, ya que de este modo sólo se conseguiría romper el cabello y tirarlo. Debemos evitar rasguñar el cuero cabelludo con el cepillo; *b)* la elección del champú apropiado.

Según el afamado especialista Philip Kingsley, los mejores champús son los más sencillos, ya que los aditivos que contienen algunos pueden resultar más nocivos que benéficos, por ejemplo:

1. Los champús que contienen proteínas forman una capa que cubre el cabello y hacen que se torne quebradizo, aunque la publicidad afirme que la proteína sana las puntas abiertas: en realidad sólo las pega momentáneamente. Además, incluyen conservadores y eso no es saludable para el cabello.

2. La fórmula que combina champú con acondicionador es mala debido a que el primero tiene carga positiva y el segundo negativa; por tanto, no son afines. Además, al usarlos combinados estamos aplicando acondicionador también al cuero cabelludo, lo que no es recomendable. El acondicionador debe usarse sólo en las puntas.

3. Hay también champús que tienen placenta o los muy perfumados, etcétera. Estos ingredientes extras no son necesarios por las razones expuestas en el inciso 1.

4. En cuanto al pH:
    ♦ Un champú ligeramente ácido disminuye un poco la cutícula del cabello, dándole más brillo.
    ♦ Un champú ácido es el mejor para el cabello teñido o decolorado.
    ♦ Un champú ligeramente alcalino aumenta el folículo del cabello, lo que da un poco más de cuerpo.
    ♦ Si mezclamos champús de diferentes pH podemos obtener varios beneficios a la vez.

5. Los champús sencillos son los ideales, y aun mejores si se diluyen con agua al 50%.

Frecuencia de lavado

En relación con este tema, es muy común oír que el cabello no debe lavarse frecuentemente porque se cae y reseca o se torna muy grasoso. Sin embargo, la mayoría de los especialistas opinan que así como nos lavamos diariamente manos, cara y cuerpo, debemos lavar el cabello como parte de la higiene diaria.

Lo que en realidad importa es elegir el champú adecuado, así como lavarlo correctamente.

Lavado del cabello

Cuando lave su cabello hágalo con agua fría o tibia, nunca caliente, ya que destruye los aceites naturales de éste y lo reseca.

Moje a la perfección el cabello; aplique en sus manos champú previamente diluido, y con las yemas de los dedos lave de manera suave el cuero cabelludo. Para lavar las puntas bastará con el que cae naturalmente en ellas.

Si lava su cabello diariamente, una aplicación de champú será suficiente.

Enjuague muy bien; enseguida aplique el acondicionador en las puntas, nunca en el cuero cabelludo.

Enjuague perfectamente y cuide de no dejar residuos, que pueden irritar su cuero cabelludo y dañar la salud y belleza de su cabello.

Secado del cabello

Nunca frote el cabello con la toalla después de lavarlo, sólo séquelo como si lo exprimiera ligeramente entre la toalla; para desenredarlo use un peine de dientes anchos, así no ocasionará que el cabello se rompa.

En cuanto al uso de secadora eléctrica, si la necesita, hágalo con toda confianza de mojado a húmedo; el riesgo de resecar y maltratar el cabello se presenta de húmedo a seco. De este modo, lo ideal es usarla hasta el punto en que el cabello aún esté un poco húmedo. Cuanto más frío esté el aire de la secadora, menor será el daño que sufra su cabello.

Calvicie

La calvicie —padecimiento que aqueja al hombre desde hace muchos siglos— es un problema que en la actualidad aumenta día a día y obedece a diversas causas.

Hay calvicies hereditarias y otras originadas principalmente por problemas hepáticos, digestivos o nerviosos; en este caso los padecimientos se atacan a la vez que se lleva a cabo el tratamiento capilar conveniente. Asimismo, la pérdida de cabello puede deberse a deficiencias nutricionales y, aunque no es éste el enfoque de la presente obra, vale la pena mencionar que si bien el cabello es proteína en su mayor parte, también los minerales son constituyentes muy importantes de él.

Podríamos achacar la calvicie a deficiencias proteínicas sólo si se habla de una desnutrición extrema; en un gran número de casos en que está relacionada con la nutrición existen deficiencias de minerales, particularmente zinc, silicio y cobre. Sin embargo, puede ser que en los varones la deficiencia nutricional en el cabello no se deba a la carencia de dichos elementos en el organismo sino a la falta de irrigación sanguínea en los capilares del cuero cabelludo, originada por la constricción que resulta de la excesiva producción hormonal masculina y que forma en el casco una especie de capa, la cual impide que la sangre nutra las raíces del cabello. Si éste es el caso, se aconseja realizar diariamente el siguiente ejercicio:

- ♦ Acuéstese en su cama y deje colgando su cabeza por el borde durante 5 minutos la primera semana, 10 minutos la segunda, y 15 minutos la tercera.
- ♦ De este modo estamos aumentando la irrigación sanguínea en esta parte de nuestro cuerpo. Los beneficios que se obtienen son excelentes tanto para la calvicie como para una mejor irrigación cerebral.
- ♦ Regrese después a una posición totalmente horizontal y descanse así un momento más para permitir que el exceso de sangre de la cabeza descienda, evitando marearse.

Para estimular el crecimiento del cabello

Utilice diariamente cualquiera de los tratamientos que se mencionan a continuación hasta obtener resultados positivos. También puede alternarlos.

Primer tratamiento
- ♦ Corte un trozo de sábila de aproximadamente 10 cm.
- ♦ Ábralo por el centro en forma horizontal, de modo que la parte jugosa interna quede al descubierto.
- ♦ Frote con ella el cuero cabelludo previamente lavado con agua caliente. No use jabón.
- ♦ Dé un masaje enérgico de 5 a 10 minutos.
- ♦ Deje que actúe durante una hora; enseguida lave con agua tibia primero, y luego fría.

Segundo tratamiento

- ♦ Lave el casco con agua caliente. No use jabón.
- ♦ Enseguida frote la flor del árbol colorín sobre el casco, dando masaje enérgico de 5 a 10 minutos.
- ♦ Deje actuar el tratamiento una hora.
- ♦ Lave con agua tibia, y fría al final.

Tercer tratamiento

- ♦ Limpie el casco con agua caliente. No use jabón.
- ♦ Sobre el casco, frote enérgicamente té de ortiga concentrado.
- ♦ Dé masaje de 5 a 10 minutos.
- ♦ No enjuague; deje que el té actúe sobre su cuero cabelludo.

Cuarto tratamiento

Ingredientes:

30 ml de aceite de castor
30 ml de yodo blanco

Procedimiento:

- ♦ Mezcle los ingredientes y póngalos en un frasco de vidrio.
- ♦ Lave el cuero cabelludo con agua caliente. No use jabón.
- ♦ Aplique los aceites dando un ligero masaje.
- ♦ Exponga el casco al sol durante 10 minutos.
- ♦ No enjuague.

 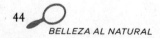

Para concluir este apartado, incluyo aquí una receta muy antigua proporcionada por Galeno, médico griego del siglo II: "Tomad abejas muertas en los panales y, ya secas, hacedlas polvo y mezcladlas con la miel en la que murieron. Untar con la mezcla las partes de la cabeza que estén calvas o con poco pelo; veréis que crece de nuevo."*

Encanecimiento

La tensión y el estrés producen canas con más rapidez; estas situaciones agotan las vitaminas B, y es precisamente la deficiencia de éstas una de las principales causas del encanecimiento. Éste puede revertirse si se toman los nutrimentos adecuados, que ayudarán también al fortalecimiento y belleza del cabello.

A continuación enlisto los complementos nutricionales más importantes para este propósito.

- ♦ Ácido pantoténico: 50 mg
- ♦ PABA: 50 mg
- ♦ Ácido fólico: 1 mg**
- ♦ Levadura de cerveza: 1 cucharada

* Janet Bord, *La miel, alimento y medicina natural*, EDAF, Madrid, 1972, p. 37.

** Puede suplir estas tres vitaminas por el complejo B-100 de mis productos *Margarita Naturalmente*.

Tómelos junto con los alimentos, de preferencia en el desayuno.

Puede tomar estas dosis diariamente durante un mes; al siguiente tome un complemento multimineral, y vuelva a tomar durante otro mes las vitaminas arriba indicadas.

Los jugos son un auxiliar muy importante en este tratamiento, ya que son fuente excelente de vitaminas y minerales. Consulte en página 25 los nutrimentos esenciales para la salud y belleza del cabello.

Enjuague aromático contra la caspa

Ingredientes:

    30 g de romero fresco

    30 g de menta

    1 l de vinagre de manzana

Procedimiento:

♦ Coloque los ingredientes en un frasco de vidrio.

♦ Cierre perfectamente y deje macerar durante 15 días.

♦ Cuele y use después del champú, diluido con agua al 50%.

Enjuague para cabello oscuro

Ingredientes:

> 30 g de cáscara de naranja
>
> 15 g de menta fresca
>
> 15 g de romero fresco
>
> 30 g de cáscara de limón
>
> 1 l de vinagre de manzana (si usa vinagre de
> manzana hecho en casa, debe refrigerarlo)

Procedimiento:

- ♦ Ponga los ingredientes en un frasco perfectamente cerrado.
- ♦ Deje reposar durante 15 días. Al término de este tiempo, cuele.
- ♦ Use el enjuague después del champú, diluido con agua al 50%.

> **¿Sabía usted que...** estos enjuagues son un excelente estimulante para el crecimiento del cabello?

Enjuague para cabello rubio o claro

Ingredientes:

> 30 g de cáscara de naranja
>
> 15 g de manzanilla fresca
>
> 15 g de lirio de Florencia (opcional)

30 g de cáscara de limón

1 l de vinagre de manzana (si utiliza vinagre de
manzana hecho en casa, debe refrigerarlo)

Procedimiento:

- ♦ Coloque los ingredientes en un frasco perfectamente cerrado.
- ♦ Deje reposar durante 15 días, y al cabo de ellos,
cuele.
- ♦ Use el enjuague después del champú, diluido con
agua al 50%.

Mayonesa abrillantadora para el cabello

Ingredientes:

1 yema de huevo

25 ml de aceite de almendras dulces o de oliva

1 cucharadita de jugo de limón

Procedimiento:

- ♦ Gota a gota añada el aceite a la yema, batiendo
hasta dar una consistencia firme.
- ♦ Luego agregue el jugo de limón; bata hasta obtener
la mayonesa.
- ♦ Aplíquela en cabello y cuero cabelludo dando un
masaje suave.
- ♦ Haga hincapié en las puntas para evitar que se
abran.

 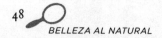

- ◆ Póngase una gorra de plástico; el calor aumenta la efectividad de la mayonesa.
- ◆ Deje actuar durante una hora; luego lave el cabello con agua tibia. Enjuague perfectamente.

> **¿Sabía usted que...** este tratamiento es excelente para tener un cabello suave y brillante?

Recomendaciones para cabello grasoso

Evite champús especiales para cabello grasoso: son muy fuertes y lo maltratarán. Use un champú para cabello normal, diluido.

Si usa acondicionador, hágalo sólo en las puntas; enjuague bien.

Luego de lavarlo, seque un poco el cabello con la toalla y aplique en el cuero cabelludo el tónico astringente para cabello grasoso (página 53).*

---

* Algunos términos tienen un mayor desarrollo en este libro; vea el índice.

Recomendaciones para cabello seco

Use un champú para cabello seco, pero sencillo. Véase la sección "Cabello".

Después del champú, utilice siempre acondicionador o enjuague, pero sólo en las puntas. Enjuague perfectamente.

Use una vez por semana una mayonesa abrillantadora, o algunas de las fórmulas de aceites para cabello seco que aquí recomiendo.

CONSEJO

No olvide el aspecto nutricional para la salud y belleza del cabello.

Recomendaciones para cuero cabelludo grasoso y puntas resecas

Siga las indicaciones para el cabello grasoso.

Utilice un buen acondicionador sólo en las puntas.

Enjuague perfectamente.

Champú de hierbas para cabello grasoso

Ingredientes:

15 g de romero

1 limón (el jugo)

 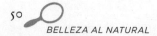

½ taza de jabón de Castilla o jabón neutro rallado

1 taza de agua

Procedimiento:

- ♦ Hierva el romero durante 10 minutos.
- ♦ Cuele y añada el jabón de Castilla rallado (o jabón neutro).
- ♦ Deje que se disuelva y enfríe; enseguida añada el jugo de limón.
- ♦ Envase el champú y refrigérelo para su mejor conservación.

¿Sabía usted que... el romero es antiséptico y el limón ayuda a combatir la grasa y la seborrea?

Champú de hierbas para cabello seco

Ingredientes:

15 g de raíz de hinojo

15 g de saúco o trébol

½ taza de jabón de Castilla o jabón neutro, rallado

1 taza de agua

Procedimiento:

- ♦ Hierva el hinojo y el saúco o trébol durante 10 minutos.
- ♦ Cuele y añada el jabón de Castilla, rallado.

- ◆ Deje diluir y enfriar. Agregue un poco de agua, si es necesario.
- ◆ Envase y refrigere el champú para su mejor conservación.

> **¿Sabía usted que...** el hinojo es rico en aceites naturales, lo que dará brillo y suavidad a su cabello?

Champú de órgano y nogal para oscurecer el cabello

Ingredientes:

    50 g de órgano

    50 g de corteza de nogal

    1 barra de jabón neutro

    750 ml de agua

Procedimiento:

- ◆ Hierva en el agua el órgano y nogal durante 15 minutos, en un recipiente con tapa.
- ◆ Deje enfriar.
- ◆ Cuele y mezcle con el jabón neutro previamente hecho escamas.
- ◆ Refrigere si no lo va a usar enseguida.

> **¿Sabía usted que...** tanto el órgano como el nogal oscurecen el cabello?

BELLEZA AL NATURAL

Champú de sábila

Ingredientes:

   100 g de sábila
   1 barra de jabón neutro
   750 ml de agua

Procedimiento:

- ◆ Hierva la sábila durante 15 minutos, en un recipiente tapado.
- ◆ Deje enfriar.
- ◆ Cuele; enseguida agregue el jabón neutro previamente hecho escamas.
- ◆ Deje que se diluya.

CONSEJO

Para que este champú se conserve durante más tiempo debe refrigerarlo.

Tónico astringente para cabello grasoso

Ingredientes:

   100 ml de agua de hamamelis
   100 ml de agua destilada
   ½ limón (el jugo)

Procedimiento:

- ♦ Mezcle los ingredientes y enváselos.
- ♦ Después del champú, seque ligeramente su cabello con la toalla.
- ♦ Enseguida aplique un poco del tónico sobre el cuero cabelludo.

Este tónico es un excelente auxiliar para combatir el exceso de grasa y seborrea del casco.

Tónico para el cabello (favorece su crecimiento y belleza)

Ingredientes:

30 ml de aceite esencial de romero

500 ml de ron

250 ml de alcohol

30 ml de aceite de ricino

15 g de carbonato de amoniaco

Procedimiento:

- ♦ Mezcle los ingredientes y enváselos. Deje macerar durante 8 días.
- ♦ Aplique este tónico 2 o 3 veces por semana. Dé un buen masaje al cuero cabelludo y extiéndalo hasta las puntas del cabello.

Tratamiento para la caspa

Ingredientes:

    120 ml de glicerina

    120 ml de ron

    30 ml de aceite esencial de romero

    60 ml de agua

Procedimiento:

- ♦ Mezcle perfectamente los ingredientes con una pala de madera.
- ♦ Guarde la mezcla en una botella bien tapada.
- ♦ Deje macerar durante 8 días.
- ♦ Aplique en el casco diariamente, dando un masaje suave con las yemas de los dedos para que el líquido penetre.
- ♦ Úselo hasta eliminar la caspa.

Piel

La piel, órgano sumamente importante, es considerado nuestro tercer riñón, pues realiza funciones tan significativas como la eliminación de materiales de desecho y la absorción de oxígeno, luz, calor y energías vitales de la atmósfera; de su limpieza y correcto funcionamiento depende en gran parte la salud de todo el organismo.

Cuando otros órganos de eliminación —riñones, hígado e intestinos— trabajan imperfectamente, la piel se ve obligada a realizar un enorme esfuerzo para eliminar la gran cantidad de sustancias nocivas del organismo que aquellos no desechan, lo cual da origen a las llamadas enfermedades de la piel, aunque a veces éstas también pueden ser provocadas por microbios que encuentran un campo fértil en una piel baja en defensas debido a la acumulación de impurezas.

Una mala o inadecuada nutrición redundará en un desequilibrio funcional de nuestros órganos, incluida la piel, la cual puede verse marchita, manchada, con erupciones…

Una piel sana y bella es resultado tanto de una nutrición sana, adecuada e integral como del uso correcto de los agentes naturales: sol, luz, aire y agua. El empleo de estos elementos, aunado a la aplicación de ingredientes naturales, ayudará a mantener o devolver, si fuera el caso, la lozanía y belleza de nuestra piel.

Problemas, características y cuidados de la piel

Existen padecimientos de la piel que no pueden considerarse enfermedades mientras no sean infecciosos o contagiosos, pero pueden ser molestos y, las más de las veces, antiestéticos. El más común es el acné, debido a la producción excesiva de grasa por las glándulas sebáceas; las principales zonas afectadas son nariz, mejillas, frente y barbilla, donde abundan estas glándulas. Las espinillas y los barros son característicos de este mal.

Los tratamientos naturales aquí recomendados le ayudarán a combatir externamente estas molestias mediante la aplicación de mascarillas, lociones, cremas y aceites,

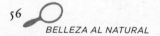

entre otros. Para una terapia integral consulte en mi libro *Manual de terapias naturales para cada enfermedad* las secciones "Acné", "Estreñimiento", "Vejez" o "Psoriasis", según sea el caso. No olvide que la belleza integral se deriva de una forma de vida saludable.

Capa protectora de la piel

Las secreciones de las glándulas sudoríparas y sebáceas, las sustancias contenidas en la capa externa (córnea) de la piel y el bióxido de carbono forman sobre nuestra piel una capa ácida que nos protege y evita, gracias al control de sus bacterias naturales, que en ella sobrevivan microorganismos patógenos.

Limpieza de la piel

La limpieza es otro factor primordial en la salud de la piel. Una higiene adecuada implica lavarla con cuidado, sin eliminar de ella más grasa de la aconsejable, pues esto la resecaría y la haría muy sensible.

El agua ocupa el primer lugar de los elementos de limpieza, pero hay otros productos —lociones, cremas, aceites, emulsiones, jabones— para asearla. Según su tipo de piel, debe elegir el método y los productos que le sean más convenientes.

Tome en cuenta que, por ejemplo, el agua tibia hace que la capa córnea de la piel se hinche y suavice, mientras que la fría la contrae y le da firmeza; sin embargo, el agua sola nunca será suficiente para una verdadera limpieza, pues la piel segrega grasa que, aunada a las partículas de mugre del medio ambiente, requiere el empleo de aceites, jabones, lociones, para eliminarlas.

Si quiere usar jabón, tome en cuenta que los más adecuados contienen lanolina o aceite de oliva o crema; por lo regular son recomendables los de bebés. En general, podemos marcar cinco pasos para realizar una adecuada limpieza del cutis:

1. Humedezca sus manos y aplique un poco de aceite limpiador sobre su cara y cuello.
2. Dé un suave masaje en círculos ascendentes.
3. Enjuague con abundante agua tibia. Si desea, puede agregar fría al final.
4. Aplique una loción facial ácida para renovar y nutrir la capa córnea de la piel.
5. Una vez que la loción se seque, aplique la crema de su elección.

Baño

Si después del cepillado de la piel (véase la página 59) prefiere el baño en lugar de la frotación (véase la página 62), lo más recomendable es realizarlo con agua fría, lo cual le dará una sensación muy agradable debido a que el cuerpo está caliente por el estímulo del cepillado. Si no quiere usar agua fría, utilice al menos agua lo más fresca posible.

 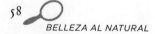

Empiece mojando el pie o pierna derechos, luego el pie y pierna izquierdos y continúe ascendiendo lentamente hasta mojar todo el cuerpo; esto evitará un impacto fuerte al corazón.

Cepillado de la piel. Beneficios

Hemos hablado ya de la importancia de la piel para nuestra salud y belleza: más de 500 gramos de productos de desecho son diariamente eliminados a través de cientos de miles de diminutas glándulas sudoríparas —la palma de la mano y la planta del pie tienen aproximadamente 500 por centímetro cuadrado, mientras que en la espalda existen 90—, las que además actúan como reguladoras de la temperatura corporal y de los órganos desintoxicantes que liberan al organismo de sustancias nocivas.

Supongamos que nuestra piel tiene una actividad muy mediocre y que la mayoría de sus poros están taponados —células muertas, impurezas, ácido úrico—; sucederá entonces que los desechos que debían ser eliminados por este conducto tendrán que ser excretados por otros órganos de eliminación —hígado, riñones—, lo cual propicia un exceso de trabajo que los debilita y enferma y, por consiguiente, a todo el cuerpo.

De esto podemos deducir los beneficios que nuestra piel obtendrá de un cepillado diario: no sólo nos ayudará de manera efectiva a eliminar las células muertas, dejando libres nuestros poros para que puedan trabajar adecuadamente, sino que también estimulará y aumentará la circulación sanguínea, facilitando así la eliminación de toxinas transportadas por la sangre.

Cepillar nuestra piel también estimulará sus terminaciones nerviosas, lo que tonifica y fortalece al sistema nervioso. Asimismo, nos ayudará a evitar y corregir las estrías al tonificar los músculos y lograr una adecuada distribución de los depósitos de grasa; dará a la piel lozanía, vitalidad y la hará más resistente a las enfermedades por el hecho de tener una adecuada eliminación de toxinas y una fuerte y saludable capa de contacto con el exterior.

Son tantos los beneficios que en esta sencilla práctica encontramos, que muchos doctores, nutriólogos y naturistas se refieren a ella como la "fuente de la juventud". No resulta nada exagerada esta afirmación si consideramos que la eliminación diaria de células muertas, la activación de la circulación y la óptima eliminación de las impurezas redundará en una piel sana, tersa, joven y llena de vitalidad.

Cepille su piel. ¡Sienta esta fabulosa sensación de vitalidad!

Técnica

Lo primero que necesitamos es un cepillo de cerdas naturales, nunca de plástico, pues éstos dañarían nuestra piel. Los de lechuguilla son muy adecuados; también sirven las fibras vegetales —estropajos o zacates— o los guantes tejidos a base de ixtle.

Al principio debemos adaptar nuestra piel, poco a poco, a un cepillo que no sea muy duro; una vez que la piel esté más fuerte podemos ir aumentando su dureza. Conviene advertir que éste debe usarse en forma personal por

 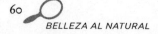

razones higiénicas; además, cada 15 días aproximadamente hay que lavarlo con agua y jabón neutro y después asolearlo para eliminar las impurezas que recoge de la piel.

Iniciaremos el cepillado en círculos desde las plantas de los pies, masajeándolos vigorosamente sin lastimarlos; después se ascenderá lentamente a lo largo de las piernas, los glúteos, la espalda y los brazos, y enseguida el vientre, el pecho y el cuello, que deberán cepillarse con más suavidad por ser más delicados.

Deberá evitar masajear áreas de la piel irritadas o infectadas: debido a que la piel del rostro es muy sensible, será preferible no cepillarla.

El cepillado ayudará a la mujer embarazada en gran medida a mejorar su circulación, evitándole así la hinchazón de los pies, várices y hemorroides, lo cual le proporcionará mayor vitalidad y un mejor estado de ánimo, aunque en estos casos conviene evitar el cepillado en el vientre y los senos, los cuales se lubricarán con aceites (consulte la sección de belleza para las mujeres embarazadas).

Diez minutos serán suficientes para eliminar una gran cantidad de células muertas y atraer abundante sangre a nuestra piel, lo que eliminará impurezas, nutrirá a nuestras células y dará a nuestra piel color, lozanía y vitalidad envidiables; el cepillado deberá ser seguido de una frotación o un baño.

Frotación

Use una tela o franela de algodón de 50 a 100 cm por lado aproximadamente, para poder manejarla de manera adecuada.

Moje esta tela en una tina pequeña de agua fría para tal propósito.

Exprima la tela un poco y empiece a frotar la planta del pie derecho, por ser la zona más alejada del corazón, para evitar así un impacto desagradable y quizá nocivo; frote ascendiendo por la pantorrilla y el muslo.

Enjuague la toallita y vuelva a exprimir un poco, frote la pierna izquierda de la misma manera.

Enjuague de nuevo y continúe la frotación en los glúteos, la espalda, los brazos, pecho, cuello y cara.

No olvide enjuagar la toalla con cierta frecuencia.

Una vez terminada la frotación, vístase de inmediato o abríguese un momento en la cama para provocar una reacción de calor en la piel.

pH de la piel

El pH determina el número de iones de hidrógeno libres en una solución; una solución con mayor cantidad de iones de hidrógeno libres será menos ácida. Sus valores son:

- ♦ Del 0 al 6, solución ácida.
- ♦ 7, solución neutra.
- ♦ Del 8 al 14, solución alcalina.

 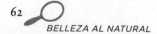

La piel tiene un promedio de pH de entre 5 y 6; si cambia, se altera también la acción de sus bacterias naturales, lo cual puede ocasionar inflamación, irritaciones, manchas, comezón, erupciones, etcétera.

Para ayudar al cutis a recuperar la capa ácida adecuada, lo ideal es usar una loción facial ácida (aquí se indican varias; véase el índice). Otro remedio consiste en usar vinagre de fruta (manzana, sidra, etcétera) o jugo de limón diluidos con agua al 50%. El jugo de pepino o de uva, sin diluir, también servirán para renovar la capa ácida de la piel.

Tipos de piel

Existen cuatro tipos básicos de piel:

1. Grasosa
2. Normal
3. Seca
4. Mixta

La más abundante es la mixta: según los expertos, siete de cada diez personas tienen este tipo de piel. En ciudades muy grandes y contaminadas existe también una gran cantidad de personas con piel reseca debido a la polución del medio ambiente.

Piel grasosa

Características:
Cutis grueso.

Riego sanguíneo deficiente.

Poros grandes y abiertos.

Segrega demasiada grasa.

Con frecuencia tiene barros y espinillas.

La piel se ve firme y tersa debido al tejido adiposo grueso.

Recomendaciones:
Evite las grasas en la alimentación.

Corrija problemas digestivos.

Tome en abundancia jugos y ensaladas y, en general, lleve una dieta sana.

Elimine el estrés y las tensiones.

Limpie la piel varias veces al día.

Use lociones hidratantes y mascarillas especiales para cutis grasoso.

Piel normal

Características:
Es la piel completamente sana.

Su aspecto va cambiando según la edad.

En la infancia es suave, tersa, con poros muy cerrados, firme, sonrosada. En esta etapa tiene un 13% de humedad.

 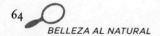

En la pubertad se vuelve más grasosa; puede aparecer acné.

Hacia los 30 años tiende a resecarse, ya que pierde agua y grasa. El contenido de humedad puede reducirse hasta 10% e incluso, en casos extremos, hasta 7%.

Recomendaciones:
Mantener la piel saludable será consecuencia de una adecuada nutrición.

Emplee mascarillas, cosméticos y tratamientos naturales para evitar dañar y resecar la piel.

Piel seca

Características:
Cutis muy delicado.

Tiene poros muy finos.

Se descama fácilmente.

Es muy sensible a los cambios de temperatura.

Puede presentar enrojecimiento, inflamación, venitas dilatadas en las mejillas.

Las glándulas sebáceas elaboran menos grasa de la requerida para mantener la elasticidad de la piel.

La escasa secreción de grasa hace que la humedad se pierda continuamente, lo que vuelve más evidente la resequedad.

Recomendaciones:

Los mejores tratamientos para la piel seca están elaborados a base de aceites y no de humectantes, ya que hay una deficiencia en la producción de grasa, encargada de retener la humedad de la piel.

La creencia errónea y muy generalizada de que a un cutis seco hay que proporcionarle mucha humedad resulta contraproducente, pues reseca más la piel.

Piel mixta

Características:

Combina dos tipos diferentes de piel.

Presenta áreas por lo general más secas alrededor de los ojos, la boca, el cuello y las mejillas.

La barbilla, la nariz y la frente tienden a segregar más grasa.

Recomendaciones:

Las áreas secas son más sensibles; requieren por tanto mayor atención.

Trate las áreas secas con cremas que contengan aceites e hidratantes a la vez.

Trate las áreas grasosas con humectantes y cremas para piel grasosa.

Celulitis

La celulitis es un problema típico del sexo femenino, ya que está relacionado con una cuestión hormonal. Normalmente la piel de la mujer, debido a que prácticamente carece de hormonas masculinas, es mucho más delgada que la del hombre: esta delgadez propicia que con el paso del tiempo se afloje y ocurra una reacción de "acolchamiento", es decir, la disminución del grosor es reemplazada por células adiposas. Este fenómeno, característico de la celulitis, por lo general aparece en los muslos, las nalgas y la parte inferior del abdomen. Aunque se puede presentar a cualquier edad, es recomendable atender los siguientes aspectos para corregirlo o evitarlo: haga ejercicio; los atletas prácticamente nunca presentan este problema.

Evite el exceso de peso, pues esto hace que la piel femenina, ya de por sí delgada, se estire aún más, dando lugar a la celulitis.

Utilice alguna de las lociones astringentes y reafirmantes que aquí recomendamos.

Cepille su piel en seco diariamente, como se indica en la sección "Cepillado de la piel" (página 59); consulte también "Tónico para endurecer los músculos y quemar grasa" (página 96), así como "Tónico astringente" (página 95). Ambos son de gran ayuda en este problema.

El embarazo es un estado normal en una etapa de la vida de la mujer. Aquí le brindamos una atención especial porque durante este periodo, en que el cuerpo sufre tantos cambios internos como externos, conviene observar algunos cuidados que le ayudarán no sólo a mantener su piel en buen estado sino, pasado este tiempo, a recuperar la firmeza y lozanía de su cuerpo.

Aunque las causas de las estrías se tratan en la sección correspondiente, conviene advertir otra vez que es muy importante que durante todo el embarazo aplique a diario, después del baño, sobre los senos y el vientre, alguna combinación de aceites vegetales; el aceite de germen de trigo también le brindará excelentes resultados. Después del embarazo, continúe aplicando el aceite hasta que su vientre recobre su volumen normal. De igual manera, debe aplicar aceite a los senos durante toda la lactancia para evitar que los pezones se agrieten (véase "Aceites nutritivos" en la página 101). Después de la lactancia, aconsejo usar la crema para el busto, que le ayudará a tonificarlo. Por supuesto que en este aspecto el ejercicio juega un papel muy importante también. ¡Haga ejercicios para fortalecer sus senos y músculos en general!

Un problema muy común durante el embarazo es la mala circulación sobre todo en las piernas, debido al peso del producto; para evitar esto, aconsejo cepillar la piel diariamente y darse después una frotación. Consulte las instrucciones en "Cepillado de la piel" (página 59) y "Frotación" (página 62).

 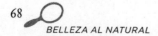

Con estas sencillas prácticas no sólo mejorará su circulación y evitará várices y calambres sino que además ayudará de manera importante a sus riñones, con lo que evitará la hinchazón de los pies. También le brindará mayor vitalidad y salud, y su periodo de embarazo será una experiencia bella, agradable y normal, y no una época de múltiples molestias.

Estrías

Las estrías son cicatrices que aparecen comúnmente en abdomen, cadera, senos, muslos y nalgas; su formación obedece al encogimiento de una piel que por largo tiempo ha estado muy estirada. El estiramiento exagerado hace que las fibras elásticas de las capas más profundas de la piel pierdan su elasticidad original y al encogerse propicien la aparición de las estrías.

Esta ocurre generalmente en casos de obesidad en la pubertad, pero sobre todo en el embarazo: rara vez se deben a desórdenes glandulares o a ungüentos químicos con corticoides.

Para evitar las estrías deberá cuidar siempre su peso, con lo cual su piel no sufrirá ningún gran estiramiento. Si está embarazada, suba sólo el peso necesario para un adecuado desarrollo de su bebé, siguiendo, por supuesto, las orientaciones de su médico.

Es muy importante utilizar durante todo el embarazo y la lactancia, sobre el vientre y los senos, un buen aceite vegetal, que mantendrá lubricada la piel y evitará las estrías en un gran porcentaje; aplíquelo después del baño diario, dando masaje con suavidad en las zonas indicadas (véase "Embarazo" en la página 68).

El aceite más recomendable es el de germen de trigo, pero si no lo consigue, use algunas de las combinaciones de aceites que aquí indico (véase el índice) o, en su defecto, cualquier aceite vegetal: de aguacate, girasol, ajonjolí.

Consulte también "Tónico para endurecer los músculos y quemar grasa" (página 96), así como "Tónico astringente" (página 96), dos excelentes tonificadores de gran ayuda en este problema.

Vitiligo (mal del pinto o jiricua)

El vitiligo es un padecimiento en el cual se pierde la capacidad de elaborar un pigmento —la melanina— en ciertas áreas de la piel, dando lugar a manchas claras con un borde oscuro; una dieta sana y adecuada, además de los siguientes complementos nutricionales —cuya eficiencia en este tratamiento está comprobada—, son muy importantes para la recuperación.

Papaína: 1 tableta
Vitamina B$_5$ o ácido pantoténico: 200 mg
Vitamina B$_6$ o piridoxina: 100 mg
PABA: 500 mg*

---

* Estas tres vitaminas puede suplirlas por el complejo B-100 de mis productos *Margarita Naturalmente*.

 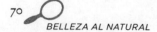

Vitamina C: 2 mg*
Zinc: 50 mg**

Tómelos diariamente con el desayuno durante tres meses.

Tres tratamientos para combatirlo
Los tratamientos que se presentan a continuación deben aplicarse sobre la piel. De ellos puede elegir uno y llevarlo a cabo durante una semana; después puede alternarlo con el siguiente tratamiento, y así sucesivamente hasta obtener resultados positivos.

Con el propósito de atender de manera integral el problema que representa el vitiligo, le recomiendo seguir un tratamiento general de desintoxicación como el que desarrollo en mi libro *Manual de terapias naturales para cada enfermedad*, dentro de la sección titulada "Hígado".

Aceite para quitar manchas de vitiligo

Ingrediente:
   Aceite de germen de trigo

---

* Puede tomar la Súper C Natural de mis productos *Margarita Naturalmente*.

** Este mineral puede suplirlo con el Beta-Zinc de mis productos *Margarita Naturalmente*.

Procedimiento:

- ◆ Con un algodón, aplique el aceite sobre las manchas.
- ◆ Asoléese durante 15 minutos.
- ◆ No es necesario lavarse después.
- ◆ Repita esta operación diariamente.

Loción para quitar manchas de vitiligo

Ingredientes:

250 ml de alcohol
2 limas

Procedimiento:

- ◆ Pele las limas y coloque las cáscaras en trozos en un frasco de vidrio limpio. La fruta no se utiliza en esta preparación.
- ◆ Añada el alcohol y deje macerar durante 3 días.
- ◆ Aplique la loción con un algodón a partir del cuarto día, solamente sobre las manchas.
- ◆ Exponga al sol durante 7 minutos la piel manchada; no se exceda de 10 minutos, porque la piel puede irritarse.
- ◆ Después de asolearse, lave las partes afectadas con agua natural.
- ◆ Repita este tratamiento todos los días hasta que la piel se pigmente.

Tintura para quitar manchas de vitíligo

Ingrediente:

100 ml de tintura de bergamota

Procedimiento:

- Puede comprar la bergamota en la farmacia o en una botica.
- Con un algodón, aplique la tintura sobre las manchas.
- Expóngase al sol durante 10 minutos. Su piel puede sufrir irritaciones si se excede en el tiempo.
- Lave enseguida con agua natural.
- Repita diariamente el procedimiento hasta obtener resultados satisfactorios.

Una de las claves para la eficacia de estos tratamientos radica en aplicarlos diariamente.

Tratamiento de belleza para todo el cuerpo

Ingredientes:

3 cucharadas de aceite de almendras dulces

2 cucharadas de aceite de aguacate

2 cucharadas de aceite de oliva

3 cucharadas de aceite de germen de trigo

1 yema de huevo

½ limón (el jugo)

Procedimiento:

♦ En un tazón bata la yema; luego agregue gota a gota cada uno de los aceites sin dejar de batir hasta incorporarlos perfectamente. Añada el jugo de limón y termine de incorporar todo.

♦ Aplique la "mascarilla" en todo el cuerpo, especialmente en zonas resecas o maltratadas. Déjela ahí el mayor tiempo posible (una hora o más), incluso duerma una siesta; relájese mientras su piel se beneficia. Recuéstese sobre una colcha o sábana vieja.

♦ También es excelente que le den un masaje con esta preparación.

♦ Por último dese una ducha caliente. Su piel quedará suave y tersa.

El aceite de almendras dulces tiene un efecto curativo y suavizante en la piel.

El aceite de aguacate es muy nutritivo para la piel; contiene vitaminas A, B, D, E, H y K, lecitina y clorofila.

El aceite de oliva es rico en vitaminas E y A, suaviza la piel y retarda el proceso de envejecimiento.

El aceite de germen de trigo es rico en vitamina E, en betacarotenos, lecitina y ácidos grasos insaturados. Excelente para combatir las arrugas.

La yema de huevo es un ingrediente magnífico para embellecer su cutis, y combate la resequedad.

El limón es astringente y desinfectante.

 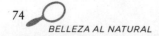

Aceite de aguacate para masajes

Ingredientes:

    90 ml de aceite de aguacate

    10 g de lanolina

    10 gotas de aceite esencial de azahar o romero

Procedimiento:

◆ Derrita la lanolina en baño María. Agregue el aceite de aguacate.

◆ Retire la mezcla del fuego cuando se vuelva transparente.

◆ Cuando esté tibia, añada el aceite esencial de su preferencia.

◆ Deje enfriar y envase en un frasco opaco. Use este aceite en áreas resecas o agrietadas del cuerpo, pero sobre todo para dar masaje.

> **¿Sabía usted que...** el aceite de aguacate es rico en vitaminas A, B, D, E, H y K; lecitina (una grasa semejante a la de nuestra piel, de ahí su utilidad) y clorofila?

Aceite para masajes

Ingredientes:

    50 ml de aceite de eucalipto

    50 ml de aceite de romero

    50 ml de aceite de limón

Procedimiento:

♦ Mezcle los aceites.

♦ Envase en un frasco limpio previamente frotado con alcohol.

Este aceite, usado en masajes, relaja y revitaliza. Da excelentes resultados, pues según la aromaterapia, sus fragancias estimulan el hipotálamo, glándula que rige la producción hormonal; además, el aceite de romero tiene propiedades suavizantes, vigorizantes y antisépticas.

Baños de tina (terapéuticos, relajantes, de limpieza, de belleza y de placer)

Los baños de tina, al igual que la ducha, tienen como propósito la limpieza, esencial para la salud; sin embargo, los baños de tina brindan además —según los ingredientes que se añadan al agua y la temperatura de ésta— efectos curativos, sedantes, relajantes, estimulantes, sudoríficos, depurativos, refrescantes, etcétera.

Para obtener estos diferentes efectos terapéuticos deberán añadirse al baño de tina ingredientes naturales,

 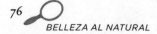

que no presentan el inconveniente de los productos químicos, es decir, la excesiva eliminación de grasa de la piel que
deriva en resequedad, pues la grasa tiene un papel importante en la protección de la piel.

A continuación encontrará varias opciones para realizar deliciosos y curativos baños de tina.

Baño aromático, refrescante y estimulante

Ingredientes:

> 100 g de romero
> 50 g de pétalos de rosa
> 20 gotas de esencia de lavanda
> 1 l de agua

Procedimiento:

- Eche el romero y los pétalos de rosa en el agua hirviendo.
- Tape el recipiente y deje hervir a fuego lento durante 10 minutos.
- Cuele la infusión en el agua de la tina; añada ahí mismo la esencia de lavanda.

¿Sabía usted que... este baño estimula la circulación y vigoriza el organismo? Por ello se aconseja tomarlo antes de dormir.

Baño de aceites esenciales (refrescante y tonificante)

Ingredientes:

    Aceite esencial de romero

    Aceite esencial de rosas

    Aceite esencial de eucalipto

    Aceite esencial de lavanda

    Aceite esencial de clavo

    Aceite esencial de azahar

    Aceite esencial de hierbabuena

    Aceite esencial de limón

    Aceite esencial de menta

    ½ taza de aceite de oliva

Procedimiento:

- Elija un máximo de 3 aceites.
- Agregue 2 cucharadas de cada uno de ellos a ½ taza de aceite de oliva.
- Revuelva perfectamente y agréguelo al agua caliente de la tina.

Estos baños purifican, tonifican, estimulan la circulación, refrescan y despejan el aparato respiratorio. Los efectos curativos variarán según las esencias que se empleen.

Puede comprar los aceites esenciales en cualquier farmacia o botica. En la sección "Vaporizaciones" (página 164) encontrará las principales propiedades cosméticas y curativas de las plantas aquí mencionadas: romero, eucalipto, hierbabuena, etcétera.

Baño de harina de avena (excelente suavizante de la piel)

Ingredientes:

    200 g de avena integral pulverizada

Procedimiento:

- Coloque la avena pulverizada en una bolsita de manta de cielo o en una media o calcetín viejos; hágale un nudo en la parte superior.
- Coloque la bolsita debajo de la llave del agua, antes de llenar la tina, para que con la presión del chorro del agua empiecen a esparcirse los almidones de la harina.

> **¿Sabía usted que...** ésta es una antigua receta para un baño vigorizante, además de que nutre y suaviza la piel?

Baño de leche y miel para una belleza exquisita

Ingredientes:

    2 l de leche
    1 taza de miel
    20 gotas de esencia de rosas o su fragancia
        favorita

Procedimiento:

- ♦ Vierta la miel, la leche y la esencia de rosas en el agua caliente de la tina.
- ♦ Agite un poco para que se disuelvan y mezclen los ingredientes.

> **¿Sabía usted que...** esta receta, exquisita como su nombre, da extraordinaria suavidad y tersura? Es excelente para piel delicada o áspera.

Baño de limones (refresca y aclara la piel)

Ingredientes:

3 limones verdes

1 l de vinagre de manzana

Este vinagre de limones tiene cualidades desodorantes, desinfectantes, refrescantes y aclaradoras, y regenera la capa ácida natural de la piel.

Procedimiento:

- ♦ Lave los limones perfectamente; pélelos.
- ♦ Ponga las cáscaras y el vinagre de manzana en un frasco limpio.
- ♦ Tape bien el frasco y deje macerar al sol durante dos semanas.

 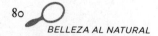

- ◆ Transcurrido este tiempo, cuele la preparación y envásela en otro frasco limpio.
- ◆ Agregue al agua de su tina 250 ml del vinagre preparado.

Baño de salvado para suavizar la piel
_____

Ingredientes:

100 g de salvado de trigo
2 tazas de leche en polvo
20 gotas de esencia de rosas
1 l de agua tibia

Es un baño refrescante, excelente para piel delicada o inflamada; la combinación de salvado y leche da suavidad y tersura.

Procedimiento:

- ◆ Disuelva la leche en el agua; viértala en la tina con la esencia.
- ◆ Ponga el salvado en una bolsita de manta de cielo. Puede utilizar una media o calcetín viejos: anude la bolsa y métala en la tina.
- ◆ Presione la bolsa de cuando en cuando dentro del agua.

Baño relajante de pétalos

Ingredientes:

200 g de pétalos de rosa secos

1 taza de miel

Procedimiento:

♦ Ponga los pétalos en una bolsita de manta de cielo; puede utilizar una media o calcetín viejos.

♦ Cierre la parte superior de la bolsa con un nudo.

♦ Coloque la bolsita debajo de la llave del agua cuando llene la tina, el chorro del agua ayudará a extraer las sustancias aromáticas y relajantes de los pétalos.

♦ Una vez llena la tina, incorpore la miel.

Este baño, además de relajar, suaviza y nutre la piel dejando un suave y exquisito aroma.

Baños de pies

Los baños de pies son otro excelente método terapéutico para diversos malestares, así como un medio excelente de descanso y relajación.

Consiéntase de vez en cuando con uno de estos baños y disfrute de un delicioso descanso a la vez que mejora su salud y, por consiguiente, su belleza.

Lo ideal es realizar estos baños antes de dormir, pero por supuesto son una terapia deliciosa a cualquier hora del día.

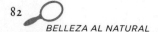

Ofrezco a continuación varias opciones para que elija aquella que más le satisfaga.

Baño de pies antiséptico (combate el mal olor)

Ingredientes:

    Romero

    Hierbabuena

    Menta

    2 limones (el jugo)

    1 l de agua

Procedimiento:

♦ Hierva el agua y apague el fuego al soltar el hervor.

♦ Agregue un puñado de la mezcla de las plantas: romero, hierbabuena, menta.

♦ Tape el recipiente y deje reposar durante 20 minutos.

♦ Cuele y vierta el líquido en el recipiente donde tenga el agua para el baño de pies; puede ser tibia o fría.

♦ Exprima los limones sobre el agua.

♦ Deje reposar sus pies en esa agua de 10 a 15 minutos.

♦ Transcurrido ese tiempo, séquelos muy bien y envuélvalos en una toalla seca.

Baño de pies para articulaciones doloridas

Ingredientes:

Flores de heno

Flores de árnica

Romero

Flor de tila

1 l de agua

Procedimiento:

- ♦ Hierva el agua y apague el fuego al soltar el hervor.
- ♦ Agregue un puñado de la mezcla de plantas: flores de heno, de árnica, romero y tila.
- ♦ Tape el recipiente y deje reposar durante 20 minutos.
- ♦ Cuele y vierta el líquido en el recipiente donde tenga suficiente agua para el baño de pies; puede ser fría o tibia.
- ♦ El baño deberá durar de 10 a 15 minutos.
- ♦ Transcurrido este tiempo, seque sus pies y envuélvalos en una toalla seca.

¡Disfrute de este delicioso y merecido descanso!

Baño de pies para piernas cansadas

Ingredientes:

Flores de manzanilla secas
Romero
Hierbabuena
Hojas de naranjo
1 l de agua

Procedimiento:

♦ Hierva el agua y apague al soltar el hervor.
♦ Agregue un puñado de la mezcla de plantas: manzanilla, romero, hierbabuena, naranjo.
♦ Tape el recipiente y deje reposar durante 20 minutos.
♦ Cuele y vierta el líquido en el recipiente donde tenga suficiente agua para el baño de pies; puede ser tibia o fría.
♦ El baño deberá durar de 10 a 15 minutos.
♦ Transcurrido este tiempo, seque sus pies y envuélvalos en una toalla seca.

Baño de pies para sabañones

Ingredientes:

Corteza de roble
Cola de caballo
1 l de agua

Procedimiento:

- ♦ Hierva el agua y apague el fuego al soltar el hervor.
- ♦ Agregue un puñado de la mezcla de corteza de roble y cola de caballo.
- ♦ Tape el recipiente y deje reposar durante 20 minutos.
- ♦ Cuele y vierta el líquido en el recipiente donde tenga suficiente agua para el baño de pies; puede ser tibia o fría.
- ♦ El baño deberá durar de 10 a 15 minutos.
- ♦ Una vez transcurrido este tiempo, seque sus pies y envuélvalos en una toalla seca.

> **¿Sabía usted que...** el sabañón es una lesión inflamatoria que puede aparecer en pies, manos y orejas provocada por el frío, y que produce ardor y comezón?

Baño para pies ardorosos

Ingredientes:

Hierbabuena

Flor de saúco

Cola de caballo

1 l de agua

Procedimiento:

- ♦ Hierva el agua y apague el fuego al soltar el hervor.

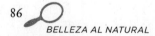

- Agregue un puñado de la mezcla de plantas: hierbabuena, saúco y cola de caballo.
- Tape el recipiente y deje reposar durante 20 minutos.
- Cuele y vierta el líquido en el recipiente donde tenga suficiente agua para el baño de pies; puede ser tibia o fría.
- El baño deberá durar de 10 a 15 minutos.
- Una vez transcurrido este tiempo, seque sus pies y envuélvalos en una toalla seca.

Baño para pies cansados

Ingredientes:

1 lechuga orejona
1 puñado de germen de trigo
1 taza de agua de rosas o 1 taza de té de azahar
1 l de agua caliente

Procedimiento:

- Machaque la lechuga y colóquela en un recipiente hondo con el agua caliente.
- Agregue el agua de rosas y mezcle los ingredientes.
- Tome en su mano el puñado de germen de trigo y humedézcalo en el líquido anterior.
- Con el germen de trigo humedecido, masajee los pies empezando por la planta, dedos, tobillos, empeine, el tiempo que desee.

- ◆ Enseguida sumerja los pies en el agua preparada y déjelos de 10 a 15 minutos.

> **¿Sabía usted que...** este baño brinda a sus pies un excelente descanso? En casos de insomnio o hinchazón de pies es un buen auxiliar. Además, relaja y tranquiliza.

Baño para pies fríos

Ingredientes:

Romero

Eucalipto

1 l de agua

Procedimiento:

- ◆ Hierva el agua y apague el fuego al soltar el hervor.
- ◆ Enseguida añada un puñado de la mezcla de plantas: romero y eucalipto.
- ◆ Tape el recipiente y deje reposar durante 20 minutos.
- ◆ Cuele y vierta el líquido en el recipiente donde tenga suficiente agua para el baño de pies; puede ser tibia o fría.
- ◆ El baño deberá durar de 10 a 15 minutos.
- ◆ Transcurrido este tiempo, seque sus pies y envuélvalos en una toalla seca.

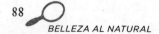

Loción para combatir los hongos de las uñas y el pie de atleta

Ingredientes:

    90 ml de alcohol de 96°

    10 ml de tintura de yodo

    1 g de ácido salicílico (2 aspirinas)

Procedimiento:

♦ Mezcle el alcohol con el yodo.

♦ Pulverice las 2 aspirinas (ácido salicílico).

♦ Añada este polvo al líquido antes preparado.

♦ Envase en un frasco limpio, tape perfectamente y agite para que se disuelva el polvo.

♦ Aplique con un algodón en las uñas que tienen hongos o en el pie de atleta, una o dos veces al día, hasta que la recuperación sea total.

♦ Utilice guantes o una bolsa de plástico al aplicarlo, porque puede mancharse las manos.

Talco para pies (reduce el sudor excesivo)

Ingredientes:

    50 g de talco

    10 g de ácido tánico

    15 g de caolín

    10 g de óxido de zinc

Procedimiento:

- ♦ Mezcle perfectamente los ingredientes y enváselos en un frasco limpio con tapa; puede serle útil un salero, pues facilita la aplicación.
- ♦ Aplique el talco en los pies. Si desea, ponga un poco dentro de los zapatos.

Este talco es desinfectante; gracias al óxido de zinc combate los malos olores y debido a la acción del ácido tánico contrae ligeramente los poros. Así, de manera natural evita el sudor excesivo. En cualquier farmacia o botica puede comprar los ingredientes.

Bronceador de aceites vegetales

Ingredientes:

30 ml de aceite de coco

15 g de manteca de cacao

30 ml de aceite de almendras dulces

15 ml de aceite de eucalipto

Procedimiento:

- ♦ Mezcle perfectamente todos los ingredientes batiendo con energía con una pala de madera.
- ♦ Envase en un frasco de vidrio oscuro.
- ♦ Úselo como aceite bronceador.

Los ingredientes de este bronceador son ricos en ácidos grasos esenciales y vitaminas E y A, que son nutrimentos

 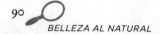

básicos para la piel además de antioxidantes y anticancerígenos. Este bronceador dará un tono dorado a su piel a la vez que la nutrirá y protegerá de los rayos solares.

Bronceador vegetal

El jugo de zanahoria, aplicado en la piel justo antes de exponerse al sol, es un excelente bronceador; le da un bello tono dorado y la nutre ya que es rica en betacarotenos, precursores de la vitamina A. Ésta es antioxidante y anticancerígena. Combate los efectos negativos de las radiaciones solares y ayuda a retardar el proceso de envejecimiento.

CONSEJO

De ninguna manera debe abusar de los rayos solares.

Crema bronceadora de ajonjolí (todo tipo de cutis)

Ingredientes:

- 5 g de cera de abeja
- 3 g de manteca de cacao
- 10 g de lanolina anhidra
- 35 ml de aceite de ajonjolí
- 40 ml de agua destilada

Procedimiento:

- ♦ Derrita la lanolina anhidra, la cera de abeja y la manteca de cacao en baño María.
- ♦ Cuando la mezcla esté transparente, agregue el aceite de ajonjolí y deje calentar todo.
- ♦ Aparte, caliente el agua destilada; enseguida, añádala a la mezcla anterior.
- ♦ Bata la crema con una pala de madera hasta que se enfríe.
- ♦ Envase en un tarro de vidrio previamente frotado con alcohol.

El aceite de ajonjolí contiene una sustancia activa, el sesamol, que absorbe los rayos ultravioleta e impide que causen daño a las células (evita la oxidación), de ahí que sea un ingrediente ideal para una crema bronceadora como ésta.

Desodorante

El bicarbonato de sodio es un desodorante que puede usar aplicándolo en las axilas, pies, etc.; disminuirá la transpiración, y por consiguiente, evitará los olores desagradables.

CONSEJO

Puede envasarlo en un salero para facilitar su uso.

Desodorante natural

¡El limón es un purificador por excelencia!

Es muy útil si usted transpira mucho y, sobre todo, si su sudor es muy fuerte; unas gotas aplicadas en axilas, pies y manos neutralizan por completo los olores desagradables.

Si este desodorante le resulta irritante, le recomiendo utilizar el desodorante natural de bicarbonato de sodio descrito antes.

Pasta para combatir sabañones

Ingredientes:

　　　1 cucharada de miel
　　　1 cucharada de glicerina
　　　1 clara de huevo
　　　Harina, la necesaria

Procedimiento:

- ♦ Mezcle la miel, la glicerina y la clara de huevo.
- ♦ Luego agregue la harina necesaria para formar una pasta suave.
- ♦ Limpie y seque el área de la piel afectada.
- ♦ Cubra con esta pasta los sabañones y coloque encima una gasa, pues es pegajosa.
- ♦ Déjela actuar una hora y lave enseguida.
- ♦ Repita la operación las veces necesarias.

Esta excelente mezcla se distingue por curar rápidamente los sabañones.

Talco antitranspirante para el cuerpo

Ingredientes:
>   50 g de talco
>   10 g de óxido de zinc
>   5 gotas de aceite de hierbabuena o menta

Procedimiento:
- Ponga los ingredientes en un frasco limpio, cierre bien y agite perfectamente para que la mezcla sea homogénea.
- Con un algodón limpio, aplique el talco en axilas y pies.

Este talco le ayudará a regular la transpiración de manera natural y le brindará frescura. En cualquier farmacia o botica puede comprar los ingredientes.

Tónico astringente para endurecer los músculos y quemar grasa

Ingredientes:

    1 chayote mediano sin espinas
    1 pepino
    1 l de alcohol
    250 g de raíz de árnica

Procedimiento:

- Pele y corte en trocitos el chayote; corte también el pepino con todo y cáscara.
- Ponga en la licuadora y licue con el alcohol.
- Vacíe la mezcla en un frasco de vidrio y agregue la raíz de árnica en trozos.
- Cierre perfectamente el envase y deje macerar al sol o en un lugar caliente durante 8 días, al cabo de los cuales podrá usarlo. No cuele el tónico.
- Aplique después del baño frotando las zonas flácidas y con exceso de grasa, excepto el cuello y la cara.
- Una vez seco el tónico, sacuda los residuos que queden sobre la piel.
- Aplique su crema acostumbrada.

Tónico para endurecer los músculos y quemar grasa

Ingredientes:

> 1 l de alcohol de 96°
>
> 200 g de romero fresco
>
> 5 cuadritos de alcanfor
>
> 20 gotas de éter etílico
>
> 2 rajas de canela
>
> 1 cáscara de plátano macho

Procedimiento:

- Ponga todos los ingredientes en un frasco de vidrio.
- Tape y deje macerar la mezcla al sol o en un lugar caliente durante 15 días.
- Transcurrido este tiempo, fíltrela con un lienzo limpio y envásela.
- Aplique el tónico, todas las noches o después del baño, en las "llantitas", las zonas con exceso de grasa o flácidas.
- Puede usarlo antes del ejercicio. Cubra las zonas a reducir con un plástico para obtener mejores resultados.

CONSEJO

Tenga cuidado al aplicar el tónico, ya que puede manchar la ropa.

BELLEZA AL NATURAL

Rostro

Arrugas - envejecimiento

En la actualidad existen maravillosos descubrimientos científicos que pueden cambiar radicalmente nuestro concepto y percepción del envejecimiento y su consecuencia: las arrugas.

La vejez es un hecho; la vemos por todas partes alrededor, aunque es más resultado de una incapacidad y un enfoque inapropiado hacia la vida que una obligación biológica. Consideremos este interesante dato: la piel trabaja prácticamente igual a los 15 años de edad que a los 50; la transpiración, irrigación sanguínea, producción celular, elasticidad, entre otras funciones, son exactamente iguales en una muestra de piel de adolescente que en una piel de 50 años.

La piel está en constante renovación, de hecho se renueva totalmente cada mes; el hígado cada 6 semanas, el esqueleto cada 3 meses, el páncreas cada 24 horas, la flora intestinal cada 3 días, las aminas cerebrales cada 28 días, etcétera. Esto nos permite afirmar que, en el plazo de un año, 98% de las células de nuestro cuerpo serán totalmente nuevas.

Esta perspectiva arroja una luz nueva y diferente sobre el proceso de envejecimiento y las temibles arrugas, además de los otros trastornos que acompañan a la vejez.

¿Por qué entonces envejecemos?

El afamado doctor Deepak Chopra señala que una célula envejecida es el producto final de la conciencia que ha olvidado cómo mantenerse nueva. Aunque esto implica entrar ya en el terreno de la metafísica o de la psicología —lo cual no es la finalidad de este libro—, conviene advertir que también en un manual de belleza natural sería un grave error omitir del todo este dato, primordial en el proceso belleza-juventud.

A continuación se presentan algunos puntos esenciales, desde el aspecto fisiológico, para mantener y prolongar la juventud.

1. Tenga una alimentación sana, base principal no sólo para una juventud más prolongada sino para una vida más plena; mi libro *Nutrición vegetariana* es una guía excelente para llevar una dieta saludable además de deliciosa. Evite al máximo todo tipo de alimentos refinados e industrializados y consuma en abundancia alimentos naturales, frutas y verduras crudas, además de semillas, cereales y leguminosas.

2. El yogur juega un papel muy destacado por la gran cantidad que contiene de bacilos benéficos para nuestro organismo, y por su alto contenido de nutrientes importantes para la salud y belleza.

3. ¡No fume! Está comprobado que el tabaco, entre muchos otros efectos nocivos, acelera el proceso de envejecimiento debido a los radicales libres que

genera el humo y que dañan a los genes que regulan el desarrollo celular, impidiendo el adecuado remplazo de los millones de células que diariamente mueren en nuestro organismo, provocando así arrugas y envejecimiento prematuro.

4. Evite las bebidas alcohólicas y los estimulantes en general.

5. Manténgase delgado. El exceso de peso provoca que se agote no sólo física, sino también mental y sexualmente. Por otra parte, si sube y baja de peso de manera continua, sus fibras elásticas se agotan como consecuencia del estiramiento y reducción constantes.

6. Lávese la cara con cuidado, evite el agua demasiado caliente y los jabones duros.

7. Mantenga una vida activa y una actitud mental positiva y feliz. Realice ejercicio al aire libre.

8. Evite las tensiones, duerma bien, descanse lo suficiente.

9. ¡Aprenda a respirar! En mi libro *Manual de terapias naturales para cada enfermedad* se describe una técnica para este propósito. En la mayoría de los casos sucede que se respira a medias, y el oxígeno es un elemento esencial para la vida.

10. Tome suficientes líquidos, mínimo 6 vasos de agua al día. Muchas veces, por desgracia más de lo que suponemos, la resequedad de nuestra piel es sólo consecuencia de la falta de líquidos en los tejidos.

11. Existen algunos complementos nutricionales fundamentales para retardar el proceso de envejecimiento

y mantener nuestro organismo en óptimo funcionamiento:

♦ La levadura de cerveza es un potente auxiliar rejuvenecedor por su gran contenido de ácidos nucleicos (material genético para la adecuada reproducción celular) y minerales y vitaminas del complejo B (vitales para retardar el proceso de envejecimiento), zinc (esencial para la salud y belleza del cutis) y 40% de proteínas de excelente calidad (véase la sección "Vitaminas" en la página 26). Tome 2 cucharadas al día: después del desayuno y de la cena. Si son tabletas, supla de 8 a 10 por cada cucharada.

♦ El aceite de germen de trigo es abundante en vitamina E, octacosanol y otros compuestos muy importantes que contrarrestan los procesos de oxidación y, por tanto, el envejecimiento de las células. Tome una cucharada después del desayuno.

♦ La vitamina C de origen natural (del *escaramujo*, el fruto de la rosa de Castilla; la acerola y los bioflavonoides cítricos):* de 1 000 a 2 000 mg diarios, repartidos después de los alimentos. Esta vitamina es muy importante en la formación de colágeno —material estructural de los tejidos—; ayuda a dar firmeza y elasticidad a la piel.

Puede tomar estos complementos un mes y descansar otro, o alternar entre ellos cada mes; las cremas, lociones,

---

* Le recomiendo especialmente la Súper C Natural, elaborada con estos ingredientes, de mis productos Margarita Naturalmente.

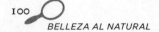

mascarillas y aceites indicados en este libro serán también excelentes auxiliares para combatir y retardar el proceso de envejecimiento.

Si desea profundizar más en este campo, le recomiendo el libro *Cuerpos sin edad, mentes sin tiempo,* del mencionado doctor Deepak Chopra, fuente de datos valiosos para cambiar la errónea información con la que comúnmente nos programamos respecto a la vida, nuestras capacidades, etcétera.

Aceites nutritivos (excelentes para cutis resecos y maltratados)

Ingredientes:

2 cucharadas de aceite de germen de trigo

2 cucharadas de aceite de ajonjolí

2 cucharadas de aceite de aguacate

2 cucharadas de aceite de almendras dulces

1 cucharada de aceite de oliva

6 cápsulas de vitamina A

Unas gotas de su perfume favorito (opcional)

Procedimiento:

♦ Mezcle todos los aceites, añada a éstos el contenido de las cápsulas de vitamina A e integre todo perfectamente.

♦ Si desea, añada unas gotas de perfume.

♦ Envase en un frasco bien limpio y refrigérelo.

- ♦ Con un masaje suave y ascendente, aplique como crema de noche después de haber lavado su cuello y cara con jabón neutro.
- ♦ Si sus manos están maltratadas o resecas, aplíquelo también sobre ellas.

De hecho, esta combinación será útil para cualquier área reseca o maltratada de nuestro cuerpo; ¡brinda excelentes resultados!

Estos aceites, aplicados diariamente después del baño en el vientre y los senos de la mujer embarazada durante todo el periodo del embarazo y lactancia, evitarán las molestas y antiestéticas estrías, pues son ricos en los nutrientes necesarios para la piel.

Si no consigue alguno de los ingredientes, prepare la fórmula de la manera indicada con los que tenga.

El aceite de germen de trigo es rico en vitamina E, carotenos, ácidos grasos insaturados y lecitina.

El aceite de ajonjolí contiene sesamol, que es un antioxidante y absorbe los rayos ultravioleta.

El aceite de aguacate contiene vitaminas A, B, D, E, H y K, además de lecitina y clorofila.

El aceite de almendras dulces tiene un efecto suavizante y curativo.

El aceite de oliva es rico en antioxidantes y vitaminas E y A; nutre, suaviza y embellece la piel.

Deduzca usted de lo anterior el valor nutritivo y curativo que esta fórmula ofrece a su piel.

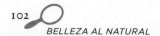

**Crema de azahares y aceites naturales
(piel seca y arrugas)**

Ingredientes:

30 g de cera de abeja

15 ml de aceite de aguacate

60 ml de aceite de coco

45 ml de aceite de almendras dulces

½ cucharadita de tintura de benjuí

30 ml de agua de azahares

Procedimiento:

♦ Coloque en un recipiente refractario la cera de abeja y los aceites.

♦ Póngalos a baño maría durante el tiempo necesario para que se mezclen perfectamente.

♦ Retire la mezcla del fuego, añada el benjuí y el agua de azahares.

♦ Bata con una pala de madera hasta que la mezcla se enfríe.

♦ Envase en un tarro de vidrio previamente frotado con alcohol.

♦ Puede usarse de día o de noche.

El aceite de aguacate contiene vitaminas A, B, D, E, H y K, además de lecitina y clorofila.

El aceite de almendras dulces tiene un efecto suavizante y curativo.

El aceite de coco es abundante en ácidos grasos esenciales.

Esta combinación nutre, suaviza y protege la piel, retardando el proceso de envejecimiento.

Crema para masaje (previene las arrugas)

Ingredientes:
- 2 cucharadas de avena pulverizada
- 1 cucharada de glicerina
- Suficiente agua de rosas

Procedimiento:
- ♦ Mezcle la avena y la glicerina; añada el agua de rosas necesaria para darle una consistencia cremosa.
- ♦ Dé masaje ascendente durante 10 minutos al cutis previamente limpio.
- ♦ Enjuague con agua tibia primero y fría al final.
- ♦ Aplique después una crema humectante.

> **¿Sabía usted que...** es una crema suave y a la vez exfoliante, pues ayuda a eliminar las células muertas del cutis y a nutrir e hidratar?

Mascarilla binaria nutritiva y limpiadora (todo tipo de cutis)

Ingredientes:

⅛ de taza de té de manzanilla cargado

2 cucharadas de yogur

1 cucharada de miel

Procedimiento:

♦ Mezcle todos los ingredientes perfectamente bien.

♦ Aplique en el rostro y deje actuar 20 minutos.

♦ Retire después con agua fría.

La manzanilla aclara, limpia, calma y desinflama la piel.

El yogur nutre, suaviza y elimina impurezas de la piel.

La miel cura, suaviza y nutre la piel reseca y maltratada.

Mascarilla de aceite de oliva (cutis reseco)

Ingredientes:

5 cucharadas de yogur

1 cucharada de aceite de oliva

Procedimiento:

♦ Combine los ingredientes.

♦ Aplique en cara y cuello; deje actuar 30 minutos.

♦ Lave con agua tibia y enjuague con agua fría.

♦ Aplique después una loción hidratante.

Esta mascarilla es muy nutritiva y suavizante; proporciona al cutis vitamina E, zinc, ácidos grasos esenciales y vitamina A, todos ellos nutrimentos indispensables para la salud y belleza de la piel.

Mascarilla de aguacate (cutis reseco)

Ingredientes:

⅓ de vaso de yogur

⅓ de pieza de aguacate

Procedimiento:

♦ Combine perfectamente los ingredientes hasta obtener una mezcla uniforme.

♦ Aplique sobre rostro y cuello; déjela reposar 30 minutos.

♦ Enjuague con agua fría y aplique después una loción hidratante.

> **¿Sabía usted que...** esta mascarilla ejerce un efecto curativo y calmante, a la vez que deja la piel suave y tersa?

Mascarilla de almendras (cutis seco)

Ingredientes:

2 cucharadas de almendras pulverizadas

1 yema de huevo

 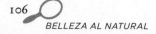

1 cucharadita de miel de abeja

1 cucharada de agua caliente

Procedimiento:

- ♦ Mezcle las almendras ya pulverizadas con la yema de huevo y la miel, revuélvalas bien y enseguida añada el agua caliente, revolviendo hasta formar una pasta suave.
- ♦ Extienda una capa gruesa sobre cara y cuello.
- ♦ Deje actuar la mascarilla durante 30 minutos.
- ♦ Para quitarla, humedezca sus manos y dé un suave masaje exfoliante sobre su piel, enjuáguese las manos y vuelva a masajear suavemente cuidando de no estirar su cutis. Continúe así hasta que la haya retirado toda.

Con esta mascarilla exfoliante quitamos todas las células muertas de la capa externa de la piel, además de fortalecer la circulación mientras tonificamos y nutrimos con los suaves aceites de las almendras.

La miel, por su parte, calma y suaviza; la yema de huevo tonifica y combate las arrugas y la resequedad.

¡Una excelente combinación!

Mascarilla de avena (cutis reseco)

Ingredientes:

¾ de vaso de yogur

⅓ de vaso de avena pulverizada

Procedimiento:

- ♦ Mezcle los ingredientes hasta obtener una pasta.
- ♦ Aplique sobre el rostro y cuello.
- ♦ Dele 20 minutos para que actúe.
- ♦ Retire con agua fría.

Esta combinación da tersura y suavidad a la piel.

Mascarilla de coco (cutis reseco)

Ingredientes:

⅓ de vaso de yogur

1 cucharada sopera de coco finamente rallado

Procedimiento:

- ♦ Mezcle muy bien los ingredientes.
- ♦ Aplique la mezcla sobre su cara y cuello, y déjela actuar durante 30 minutos.
- ♦ Lave con agua tibia y enjuague con agua fría.
- ♦ Aplique enseguida una loción hidratante.

Proporciona a la piel los aceites naturales esenciales para combatir la resequedad.

Mascarilla de hinojo (cutis seco)

Ingredientes:

15 g de hinojo

¼ de taza de yogur

 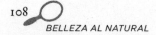

Procedimiento:

- ◆ Licue los ingredientes.
- ◆ Aplique la mascarilla con movimientos ascendentes sobre el cutis limpio. Deje de 20 a 30 minutos.
- ◆ Lave enseguida con agua natural.

¿Sabía usted que... el hinojo suaviza el cutis por su elevado contenido de aceite?

Mascarilla de huevo (cutis mixto)

Ingredientes:

1 yema de huevo
3 cucharadas de aceite de oliva
1 cucharada de jugo de limón

Procedimiento:

- ◆ Vierta el aceite gota a gota sobre la yema, batiendo constantemente; añada el jugo de limón y mezcle bien. Aplique en cara y cuello. Deje actuar 20 minutos.
- ◆ Lave con agua tibia y después enjuague con agua fría.

La yema de huevo se ha usado desde la antigüedad como ingrediente para combatir la piel reseca y envejecida.

El jugo de limón ayuda a renovar la capa ácida natural de la piel.

Mascarilla de miel y salvado (suaviza y nutre la piel)

Ingredientes:

   ½ taza de salvado
   ¼ de taza de miel
   Agua de rosas

Procedimiento:

   ♦ Mezcle el salvado y la miel. Agregue un poco de agua de rosas hasta darle una consistencia adecuada.
   ♦ Aplique una capa gruesa sobre el rostro ya limpio y deje actuar durante 30 minutos.
   ♦ Retire con un paño suave, mojado en agua caliente.
   ♦ Aplique luego agua de rosas con golpecitos suaves, y enseguida la crema de su elección.

¿Sabía usted que... la miel calma, cura, suaviza y nutre la piel reseca y maltratada, y el salvado sirve como exfoliante, a la vez que nutre y suaviza con sus almidones?

Mascarilla de pepino (cutis mixto o grasoso)

Ingredientes:

1 pepino mediano y tierno

Procedimiento:

- Pele el pepino y córtelo en rebanadas finas.
- Coloque una a una sobre la cara y cuello haciendo una ligera presión para que no se caigan.
- Deje actuar durante 15 minutos. Luego enjuague con agua fría.

Esta mascarilla aclara, limpia y refresca el cutis.

Mascarilla de plátano (cutis reseco)

Ingredientes:

¾ de vaso de yogur
1 plátano pelado

Procedimiento:

- Con un tenedor machaque perfectamente bien el plátano y mézclelo con el yogur.
- Aplique en cara y cuello; deje actuar 30 minutos.
- Enjuague con agua tibia y termine con agua fría.
- Aplique enseguida una loción hidratante.

El plátano da suavidad a la piel, y la mascarilla aporta sustancias nutritivas como el zinc y la vitamina A, contenidos en el yogur.

Mascarilla de plátano (cutis seco)

Ingredientes:
- ½ plátano pelado
- 1 pizca de bicarbonato

Procedimiento:
- ♦ Machaque perfectamente bien el plátano, agregue el bicarbonato y forme un puré.
- ♦ Aplique sobre cara y cuello.
- ♦ Deje actuar durante 30 minutos.
- ♦ Limpie enseguida con un algodón empapado en leche fría y luego lave con agua fría.

> **¿Sabía usted que...** esta mascarilla es magnífica para el cutis seco y agrietado, pues lo suaviza y nutre?

Mascarilla de queso y miel (cutis reseco)

Ingredientes:
- 3 cucharadas de queso crema
- 1 cucharada de miel

 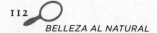

Procedimiento:

- ♦ Bata los ingredientes hasta obtener una mezcla homogénea.
- ♦ Aplíquela sobre la cara y déjela actuar durante 15 minutos.
- ♦ Enjuague con agua tibia y luego fría.
- ♦ Aplique enseguida una loción hidratante.

Los elementos suavizantes, curativos y nutritivos de la miel se combinan con los efectos suavizantes del queso crema.

Mascarilla limpiadora de almendras (cutis seco)

Ingredientes:

30 g de almendras molidas
2 cucharadas de yogur

Procedimiento:

- ♦ Incorpore los ingredientes hasta formar una pasta suave.
- ♦ Úsela dando masaje con los dedos, formando círculos ascendentes en la cara y cuello.
- ♦ Deje que actúe durante 15 minutos.
- ♦ Retire con agua tibia, enjuagando por último con agua fría para cerrar los poros.

Las almendras molidas ejercen un suave efecto exfoliante sobre la piel, limpiándola de impurezas y al mismo tiempo nutriéndola con los suaves aceites de la almendra, ricos en vitaminas A y E y en ácidos grasos esenciales. El yogur nutre, suaviza y elimina impurezas de la piel.

Mascarilla mixta humectante (todo tipo de cutis)

Ingredientes:
- 1 cucharada de germen de trigo
- 1 cucharada de aceite de almendras dulces
- 2 cucharadas de aguacate machacado
- 2 cucharadas de aceite de ajonjolí
- 2 cápsulas de vitamina E
- 2 cápsulas de vitamina A

Procedimiento:
- ♦ Mezcle todos los ingredientes perfectamente.
- ♦ Aplique sobre cara y cuello.
- ♦ Deje actuar durante 20 minutos.
- ♦ Enjuague con agua natural.
- ♦ Utilice después la loción humectante de su elección.

El germen de trigo es rico en vitamina E y en carotenos, que son precursores de la vitamina A; contiene además lecitina y ácidos grasos insaturados, todos ellos elementos muy valiosos para la piel.

El aceite de almendras dulces tiene propiedades suavizantes.

El aguacate es excelente para el cutis, ya que es abundante en vitaminas A, B, D, E, H y K, lecitina y clorofila.

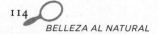

Nutre y suaviza la piel; ejerce un efecto curativo y calmante.

El aceite de ajonjolí combate la oxidación de las células y absorbe los rayos ultravioleta del sol.

Las vitaminas E y A son poderosos antioxidantes.

Podemos decir que todos los ingredientes de esta mascarilla, además de nutrir y suavizar la piel, nos ayudan a retardar el proceso de envejecimiento.

Mascarilla nutritiva de cebada (todo tipo de cutis)

Ingredientes:

    4 cucharadas de yogur

    2 cucharadas de cebada cocida

    1 cucharada de fécula de maíz

Procedimiento:

- ◆ Licue la cebada con el yogur y la fécula de maíz.
- ◆ Aplique esta mezcla sobre cara y cuello, y déjela actuar durante 30 minutos.
- ◆ Retire con abundante agua fría.

El yogur nutre, suaviza y elimina impurezas de la piel.

La cebada actúa como un exfoliante suave a la vez que reafirma la piel.

La fécula de maíz da firmeza y suavidad al cutis.

Mascarilla nutritiva de durazno (todo tipo de cutis)

Ingredientes:

    1 durazno tierno

    5 cucharadas de yogur

    1 cucharadita de fécula de maíz

Procedimiento:

◆ Deshuese el durazno y lícuelo con el yogur y la fécula de maíz hasta formar un puré.

◆ Aplique sobre cara y cuello, y deje actuar durante 20 minutos.

◆ Enjuague enseguida con agua natural.

¿Sabía usted que... el durazno vigoriza y suaviza el cutis, y este efecto se potencializa al combinarlo con el yogur y la fécula de maíz?

Mascarilla nutritiva de fresa (todo tipo de cutis)

Ingredientes:

    4 fresas grandes

    1 cucharada de miel

    1 cucharada de yogur

    1 cucharadita de fécula de maíz

BELLEZA AL NATURAL

Procedimiento:

- ♦ Machaque muy bien las fresas y mézclelas con el resto de los ingredientes.
- ♦ Coloque la mascarilla sobre cara y cuello.
- ♦ Deje actuar durante 20 minutos y retire con agua fría.

Las fresas son un ingrediente excelente para refrescar y calmar la piel.

La miel es magnífica para tratar piel reseca o con impurezas; cura y suaviza.

El yogur nutre y limpia la piel.

La fécula de maíz da firmeza y suavidad.

Excelente combinación para obtener un cutis suave y terso.

Mascarilla nutritiva de germen de trigo (cutis reseco)

Ingredientes:

1 cucharada de leche
2 cucharadas de miel
2 cucharadas de germen de trigo

Procedimiento:

- ♦ Combine muy bien todos los ingredientes.
- ♦ Aplique en el rostro y deje de 15 a 20 minutos.
- ♦ Enjuague con agua natural. Aplique luego una loción hidratante.

Esta mascarilla nutre, suaviza y aclara la piel; aporta vitaminas A y E, lecitina y aceites esenciales contenidos en el germen de trigo. La miel calma, cura y suaviza; la leche suaviza y aclara la piel.

Mascarilla nutritiva de linaza (todo tipo de cutis)

Ingredientes:
    2 cucharadas de semilla de linaza
    ½ taza de agua hirviendo

Procedimiento:
    ♦ Al hervir el agua añada la linaza; déjela cocer a fuego lento hasta que se consuma la mitad del agua y quede un atole espeso y viscoso.
    ♦ Deje enfriar un poco y aplique las semillas, con todo y la viscosidad, en el cuello y cara.
    ♦ A los 15 minutos retire con agua tibia y enjuague con agua fría.

Mascarilla nutritiva de miel (todo tipo de cutis)

Ingredientes:
    3 cucharadas de yogur
    1 cucharada de miel
    ½ cucharadita de fécula de maíz

Procedimiento:

- ♦ Mezcle muy bien los ingredientes.
- ♦ Aplique sobre el rostro.
- ♦ Enjuague después de 15 minutos con agua natural.

El yogur nutre, suaviza y elimina las impurezas de la piel.

La miel es excelente para tratar la piel reseca o con impurezas, pues la cura y suaviza.

La fécula de maíz da firmeza y suavidad al cutis.

Mascarilla nutritiva de pera (todo tipo de cutis)

Ingredientes:

2 cucharadas de suero fisiológico

2 cucharadas de aceite de oliva o germen de trigo

2 cucharadas de miel de abeja

Procedimiento:

- ♦ Mezcle los ingredientes y aplique la mezcla sobre la piel limpia.
- ♦ Lave al cabo de 20 o 30 minutos y aplique una loción hidratante.

CONSEJO

Puede suplir el suero con una preparación de dos cucharadas de agua con una pizca de azúcar y una de sal.

Los aceites de oliva o de germen de trigo son ricos en vitamina E y carotenos (precursores de la vitamina A), así como en ácidos grasos insaturados y lecitina. La miel suaviza y quita impurezas; el suero hidrata profundamente la piel.

Mascarilla rejuvenecedora

Ingredientes:

    ¼ de taza de yogur
    2 cucharadas de germen de trigo
    1 yema de huevo
    2 rodajas de pepino

Procedimiento:

- Licue todos los ingredientes perfectamente.
- Aplique la mascarilla sobre la piel limpia, y déjela actuar durante media hora.
- Lave con agua natural.
- Si hay manchas hepáticas (paño), se sugiere agregar una cápsula de vitamina A de 400 unidades.

En esta mascarilla el yogur nutre, suaviza y elimina impurezas de la piel.

El germen de trigo es una fuente excelente de vitamina E y de betacarotenos (precursores de la vitamina A), además de lecitina y ácidos grasos insaturados, todos ellos elementos valiosos para la suavidad de la piel y para retardar el proceso de envejecimiento.

 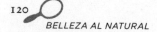

La yema de huevo se ha usado desde la antigüedad en el tratamiento de la piel reseca y envejecida: la suaviza y embellece.

El pepino aclara, limpia y refresca el cutis.

Tratamiento rejuvenecedor de miel que da tersura y suavidad a la piel

Ingredientes:
- 10 g de cera de abeja
- 3 cucharadas de miel de abeja

Procedimiento:
- ♦ Derrita en un recipiente refractario, a baño maría, la cera a fuego lento hasta que esté líquida.
- ♦ Enseguida agregue la miel y bata perfectamente con una pala de madera. Cuide que no haya grumos.
- ♦ Retire la mezcla del fuego y siga batiendo hasta que se enfríe.
- ♦ Envase en un recipiente de vidrio previamente frotado con alcohol.
- ♦ Aplique en cara y cuello limpios; deje por espacio de 30 minutos.
- ♦ Relájese durante el tratamiento.
- ♦ Lave cara y cuello con agua tibia.

Compresas

Las compresas activan la circulación de la sangre, limpian los poros y suavizan la capa externa de la piel; sin embargo, no son recomendables en casos de piel muy sensible o con venas dilatadas.

Puede emplear cualesquiera de las plantas descritas en la sección "Vaporizaciones" (página 164); obtendrá, según las propiedades medicinales de las plantas escogidas, un efecto estimulante, antiséptico, astringente, relajante, tonificante…

Preparación
- Hierva un litro de agua.
- Retírela del fuego y viértala sobre las plantas medicinales elegidas, previamente colocadas en un recipiente de boca ancha; tape y deje reposar 5 minutos.

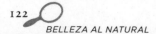

- Introduzca en la infusión una toalla facial, exprímala y colóquela sobre cara y cuello, cuidando que no esté demasiado caliente.
- Coloque encima una toalla seca para guardar el calor.
- Deje actuar la compresa de 5 a 10 minutos y retírela.
- Moje enseguida otra toalla facial en agua bien fría; puede incluso agregarle algunos hielos.
- Coloque ahora esta toalla fría sobre su cara y cuello, encima la toalla seca y déjelas ahí 5 minutos más mientras usted se relaja.
- Alterne nuevamente con la compresa medicinal caliente, y luego otra vez con la compresa de agua fría.
- Retire después de 5 minutos y deje su rostro cubierto unos minutos más con la toalla seca.
- Relájese, descanse y disfrute el beneficio de estas compresas.

Compresa contra el acné

Ingredientes:

40 g de milenrama

1 l de agua

Procedimiento:

- Hierva el agua con la planta durante 5 minutos a fuego lento en un recipiente tapado.

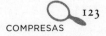

- ◆ Deje reposar 10 minutos, cuele y aplique compresas calientes sobre la cara durante 20 minutos.
- ◆ Aplique una compresa de agua fría y luego una loción hidratante.
- ◆ Es recomendable también tomar un litro de este té durante el día.

¿Sabía usted que... la milenrama tiene propiedades astringentes?

Té contra el acné

Ingredientes:

    60 g de trébol de agua
    60 g de raíz de bardana

Procedimiento:

- ◆ Mezcle las plantas, y en un recipiente tapado, hierva a fuego lento durante 20 minutos una cuarta parte de esta mezcla en un litro de agua.
- ◆ Retire del fuego y déjelo enfriar.
- ◆ Cuele y tome el té como agua de uso durante un mes.

¿Sabía usted que... el trébol de agua purifica la sangre y es muy efectivo en las enfermedades de la piel, y que la raíz de bardana es depurativa y sudorífica?

Cremas

Cold cream

Ingredientes:

    40 g de esperma de ballena

    40 g de cera blanca de abeja

    210 ml de aceite de ajonjolí

    40 gotas de esencia de rosas, sándalo, geranio o
        cualquiera de su elección

    60 ml de agua de rosas

Preparación

- Derrita en un recipiente a fuego lento el esperma de ballena y la cera blanca en trocitos.
- Después añada el aceite de ajonjolí.
- Deje los ingredientes al fuego a que se calienten.
- Retírelos y bata con una pala de madera hasta que la mezcla esté tibia.
- Añada la esencia elegida, el agua de rosas, y siga batiendo: la mezcla debe estar fría.
- Envase en un frasco de vidrio o porcelana previamente frotado con alcohol.

Es una combinación excelente para nutrir, suavizar y proteger el cutis.

Crema de aceite de almendras (todo tipo de cutis)

Ingredientes:

    30 ml de aceite de almendras dulces

    3 g de cera de abeja

    15 g de lanolina anhidra

    5 g de manteca de cacao

    40 ml de agua de rosas

    3 gotas de aceite esencial de azahar, lavanda o el
        de su preferencia

Procedimiento:

- Derrita la cera a baño maría; enseguida agregue la lanolina, la manteca de cacao y el aceite de almendras.
- Deje derretir; luego añada el agua de rosas previamente calentada en otro recipiente.
- Bata todos los ingredientes con una pala de madera, para que se incorporen perfectamente. La mezcla debe tener la temperatura de su mano.
- Agregue el aceite esencial; siga batiendo hasta que la mezcla se enfríe perfectamente.
- Envase la crema en un tarro de vidrio limpio y antes frotado con alcohol.
- Aplique la crema en cantidades pequeñas; deje actuar durante 15 minutos, limpie enseguida el exceso con un algodón o toalla facial.

La fórmula anterior es muy antigua y excelente; protege y nutre, y es para toda la familia.

Esta crema puede usarla también como mascarilla. Si es así, aplique una cantidad mayor y deje actuar durante 30 minutos, retire luego el exceso con un algodón seco.

Crema de germen de trigo (cutis seco)

Ingredientes:

5 g de cera de abeja

7 g de manteca de cacao

5 g de lanolina anhidra

45 ml de aceite de germen de trigo

30 ml de agua de rosas

3 gotas de esencia de rosas o azahar

Procedimiento:

♦ Derrita a baño maría la cera de abeja, la manteca de cacao y la lanolina.

♦ Enseguida agregue el aceite de germen de trigo.

♦ En otro recipiente caliente el agua de rosas e incorpórela a la mezcla anterior cuando esté bien derretida.

♦ Bata todos los ingredientes con una pala de madera.

♦ Agregue la esencia de rosas cuando la mezcla esté tibia.

♦ Continúe batiendo hasta que se enfríe.

♦ Envase en un tarro de vidrio limpio y previamente frotado con alcohol.

El aceite de germen de trigo constituye la fuente principal de vitamina E, de ahí que una de sus funciones más importantes sea prevenir las arrugas, retardar el proceso de envejecimiento y protegernos de los efectos de la contaminación, las radiaciones, etcétera.

Puede usar la crema también como mascarilla. Si es así, aplíquela en mayor cantidad y déjela actuar durante 30 minutos; luego retire el exceso con un algodón seco.

Crema de la antigua Grecia (para suavizar el cutis)

Esta crema data del siglo II, una aportación del médico griego Galeno: "Fundir con cuidado, en baño maría, una parte de cera de abejas y mezclar con tres o cuatro partes de aceite de oliva en el cual se hayan macerado previamente, durante 15 días, un puñado de pétalos de rosas.

"Al enfriarse la mezcla se agrega, revolviendo bien con una pala de madera, agua de rosas tibia, la que acepte la grasa."*

---

* *La naturaleza, fuente de salud*, Reader's Digest, México, 1989.

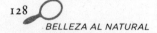
BELLEZA AL NATURAL

Crema de lanolina para manos y cuerpo

Ingredientes:

    40 g de lanolina

    30 g de vaselina blanca sólida

    10 g de óxido de zinc refinado

    20 gotas de esencia de espliego, rosas u otra al
    gusto

Procedimiento:

♦ Funda la lanolina y la vaselina a fuego lento; mueva constantemente con una pala de madera.

♦ Retire del fuego. Cuando la mezcla esté tibia añada el óxido de zinc, batiendo con energía para evitar la presencia de grumos.

♦ Agregue la esencia de su preferencia una vez que la mezcla esté casi fría; mezcle hasta obtener una pasta homogénea.

♦ Envase en frasco de vidrio o porcelana antes frotado con alcohol.

El óxido de zinc combate la inflamación y actúa como astringente.

Crema limpiadora (todo tipo de cutis)

Ingredientes:

    5 g de cera blanca

    20 g de lanolina

5 g de manteca de cacao

40 ml de aceite de oliva

40 ml de agua de rosas

Aceite esencial de rosas, romero, azahar o
cualquiera de su preferencia

Procedimiento:

♦ Derrita la cera a baño maría y añada la lanolina y
la manteca de cacao.

♦ Una vez derretidas, agregue el aceite de oliva; caliente y deje que los ingredientes se mezclen.

♦ Retire del fuego e incorpore el agua de rosas, también caliente.

♦ Mezcle constante y perfectamente con una pala de
madera hasta que la preparación se encuentre a la
temperatura de su mano.

♦ Agregue entonces unas gotas de su esencia preferida; siga batiendo hasta que se enfríe.

♦ Envase la crema en un frasco limpio previamente
untado con alcohol. Deje en el refrigerador.

♦ Puede usarla para retirar el maquillaje de cara y
cuello: deje durante 3 minutos y retire con un algodón o paño húmedo.

♦ Lave su cara con agua tibia; luego aplique agua de
rosas con un algodón.

♦ Dé a su piel golpecitos suaves con la yema de los
dedos para tonificar y estimular la irrigación sanguínea.

La lanolina se obtiene de la grasa de la lana de oveja; es una grasa natural muy similar a la de nuestra piel, de ahí su gran valor en cosmetología.

La manteca de cacao nutre, suaviza y protege la piel. El aceite de oliva, ideal para la preparación de cosméticos, es rico en vitaminas A, E y ácidos grasos esenciales para la salud y belleza de nuestra piel.

El agua de rosas, además de su suave aroma, es vigorizante y tonificante de la piel.

Crema sin grasa para manos y cuerpo

Ingredientes:

  175 ml de glicerina

  125 ml de agua destilada

  35 g de estearina blanca

  40 gotas de esencia de sándalo u otra al gusto

  5 ml de amoniaco

Procedimiento:

♦ A fuego moderado, funda la estearina en trocitos con una pala de madera, sin dejar de mover para evitar que se adhiera al recipiente.

♦ Retire del fuego. Ya tibia, agregue poco a poco la glicerina; mezcle perfectamente.

♦ Enseguida, incorpore despacio el amoniaco; luego añada el agua destilada y las gotas de la esencia elegida.

- Siga moviendo hasta que incorpore el agua. La mezcla se hará espumosa.
- Envase en un frasco de vidrio o porcelana previamente frotado con alcohol. Es probable que, después de un día de haber envasado la crema, se separe algo de agua.
- Decántela.

La glicerina se obtiene del aceite de diversas semillas, ricas en vitaminas A, E y aceites esenciales; es, por tanto, un elemento muy valioso para la belleza y suavidad de la piel.

Combinada con los demás ingredientes, nos ofrece una crema de excelente calidad.

Crema tonificadora y lubricante para el busto

Ingredientes:

    30 g de cera blanca

    180 g de lanolina

    30 ml de aceite de almendras

    150 ml de agua de rosas

    15 ml de esencia de azahar o su loción preferida

Procedimiento:

- Derrita a baño María la lanolina, la cera y el aceite de almendras.
- Cuando estén transparentes, retire del fuego y agregue el agua de rosas previamente calentada en otro recipiente.

 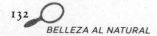

- Bata con una pala de madera hasta que la mezcla esté tibia; luego añada la esencia de azahar o su loción preferida.
- Siga batiendo hasta que la crema se enfríe.
- Envase en un tarro de vidrio previamente frotado con alcohol.

CONSEJO

Aplique esta crema en el busto después del baño, masajeando con suavidad.

¿Sabía usted que... esta crema es ideal para lubricar los senos durante la época de la lactancia, pues evita las estrías y grietas de los pezones?

Glicerina preparada* (Fórmula ı)

Ingredientes:

100 ml de glicerina

200 ml de agua de rosas

40 gotas de tintura de benjuí

---

* Puede encontrar esta fórmula preparada en mis productos *Margarita Naturalmente.*

Procedimiento:

- ◆ Combine perfectamente todos los ingredientes; enváselos.
- ◆ Si la desea más ligera, puede agregar más agua de rosas.
- ◆ Use diariamente en lugar de crema; notará el enorme beneficio que brinda a su piel.

Estos ingredientes dan como resultado una excelente preparación, una fórmula casera antigua y económica, ideal para la piel reseca y maltratada de manos y cuerpo, dado que el agua de rosas vigoriza y tonifica, la glicerina nutre y suaviza la piel, y la tintura de benjuí proporciona un delicioso aroma.

Glicerina preparada (Fórmula II)

Ingredientes:

250 ml de glicerina pura
125 ml de jugo de limón
200 ml de agua de rosas

Procedimiento:

- ◆ Incorpore todos los ingredientes y viértalos en un frasco limpio.
- ◆ Use esta mezcla diariamente como crema para manos y cuerpo.

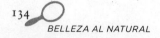

Esta preparación ejerce un efecto nutritivo y suavizante debido a la glicerina; vigoriza y tonifica gracias al agua de rosas, y por las propiedades del limón es astringente y aclara la piel; además, renueva la capa ácida de la misma.

Pasta de miel para manos ásperas

Ingredientes:

    1 clara de huevo

    1 cucharada de glicerina

    30 g de miel

    Harina de cebada

Procedimiento:

- Mezcle perfectamente los tres primeros ingredientes; enseguida agregue la cantidad necesaria de harina de cebada para darle consistencia de pasta suave.
- Vacíe en un frasco limpio previamente untado con alcohol.
- Refrigere.
- Utilice para suavizar las manos.

Esta pasta es una combinación excelente para rejuvenecer las manos secas del ama de casa, por las propiedades nutritivas y suavizantes de cada uno de sus ingredientes.

Limpieza facial

Crema desmanchadora para el paño

Ingredientes:

    15 g de vaselina blanca sólida
    30 g de lanolina
    6 g de óxido de zinc
    45 ml de agua oxigenada

Procedimiento:

- ♦ Mezcle perfectamente con una pala de madera los ingredientes hasta obtener una consistencia cremosa.
- ♦ Envase la mezcla en un tarro de vidrio o porcelana limpio y frotado previamente con alcohol.
- ♦ Aplique la crema sobre las manchas del cutis o brazos.

Importante: la preparación de esta fórmula puede realizarse en una botica.

Mascarilla blanqueadora y suavizante

Ingredientes:

    1 papa cruda mediana finamente rallada
    ½ taza de leche fresca

Procedimiento:

♦ Mezcle los ingredientes.

♦ Aplique la mascarilla en el rostro y las manos y déjela actuar durante 20 o 30 minutos. Repose y relájese en este tiempo.

♦ Lave su cara y manos con agua natural, tibia primero y fría al final.

♦ Aplique enseguida una loción hidratante.

> **¿Sabía usted que...** la leche aclara la piel y los almidones de la papa la nutren? Además, ambos la suavizan.

Mascarilla limpiadora de lanolina

Ingredientes:

30 g de lanolina

15 g de cera de abeja

70 ml de agua de rosas

100 g de barro

Procedimiento:

♦ Funda a baño maría la cera de abeja con la lanolina.

♦ Retire del fuego y enseguida agregue el agua de rosas y el barro.

♦ Mueva constantemente hasta formar una pasta suave. Déjela enfriar un poco.

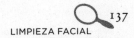

- Aplíquela calientita a la cara y cuello y retírela 15 minutos después con agua tibia.
- Aplique entonces cualquiera de las lociones astringentes para cerrar los poros que aparecen en la sección de "Lociones" (página 143).

Analice los valiosos ingredientes de esta mascarilla:

- La cera de abeja nos ayuda a absorber barros e impurezas de la piel.
- La lanolina es muy semejante a la grasa natural de la piel.
- El agua de rosas, además de su suave fragancia, vigoriza y tonifica la piel.
- El barro es excelente para tratar la piel grasosa y con impurezas, por su alto contenido de ácido silícico.

Mascarilla nutritiva y blanqueadora de miel (todo tipo de cutis)

Ingredientes:

2 cucharadas de miel de abeja
1 cucharada de jugo de limón
1 cucharada de leche en polvo

Procedimiento:

- Mezcle los ingredientes hasta formar una pasta homogénea.

 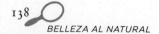

- ♦ Aplíquela en cara y cuello. Déjela actuar durante 30 minutos.
- ♦ Retire con agua tibia.
- ♦ Envuelva un cubo de hielo en una tela suave o toallita; páselo por la piel unos minutos para tonificarla y cerrar los poros.

¿Sabía usted que... por sus ingredientes, esta mascarilla es astringente, y aclara y suaviza la piel?

Mascarilla para aclarar pecas y manchas

Ingredientes:
   1 cucharada de harina de avena
   Vinagre de manzana

Procedimiento:
- ♦ Diluya la harina con el vinagre de manzana.
- ♦ Forme una pasta no muy espesa.
- ♦ Extienda la mascarilla sobre su piel limpia.
- ♦ Deje la pasta durante 20 minutos; lave con agua tibia primero y fría al final.
- ♦ Aplique enseguida una crema humectante.

Esta mascarilla para aclarar pecas y manchas suaviza gracias a la acción de la harina de avena, además de que el vinagre de manzana renueva la capa ácida de la piel, dándole vigor y lozanía.

Mascarilla para cutis manchado

Ingredientes:

    5 cm de sábila

    1 cucharada de fécula de maíz

    2 cucharadas de yogur

Procedimiento:

- ♦ Licue perfectamente los ingredientes hasta formar una mezcla homogénea.
- ♦ Aplique la mascarilla sobre la zona afectada y déjela actuar durante 20 minutos.
- ♦ Retire y enjuague primero con agua tibia, y al final, fría.

La sábila es excelente para desmanchar la piel. El yogur y la fécula de maíz la suavizan y aclaran.

Mascarilla para manchas de cara y brazos

Este problema, conocido normalmente como "paño", es más común en las mujeres. Se presenta con mucha frecuencia en la etapa del embarazo, pero indudablemente siempre está relacionado con desarreglos hepáticos; por tanto, como en todos los problemas de la piel, hay que atacar las causas para lograr los resultados más efectivos.

Una dieta libre de grasas saturadas, abundante en verduras, frutas frescas y en el jugo de unas y otras, rica en fibra y lo más natural posible, nos ayudará a depurar este

 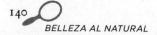

órgano tan importante, lo que sin duda se reflejará en nuestro rostro.

Sin embargo, el empleo de las siguientes fórmulas le ayudará externamente a aclarar su piel:

1. Aplique clara de huevo sobre las manchas; déjela actuar durante una hora y después lave.

2. Hierva litro y medio de agua; cuando suelte el hervor agregue dos cucharadas de té de árnica. Deje hervir 5 minutos más, tapado el recipiente y a fuego lento; retire del fuego y deje reposar 10 minutos. Cuele y separe un litro que tomará durante el día. Con el medio litro restante lave su cara de cuatro a cinco veces al día, o por lo menos en la mañana y en la noche.

3. Para un tratamiento de depuración, siga las instrucciones dadas en el apartado respectivo de mi libro *Manual de terapias naturales para cada enfermedad*.

¿Sabía usted que... de esta forma, el tratamiento será interno y externo, o sea integral, y los beneficios redundarán en salud, bienestar y belleza?

Mascarilla para piel manchada o quemada

Ingredientes:

    1 papa

    1 cucharada de miel

    2 cucharadas de leche en polvo

Procedimiento:

- ♦ Cueza la papa con todo y cáscara.
- ♦ Pélela y macháquela hasta formar un puré.
- ♦ Agregue la miel y la leche en polvo; mezcle perfectamente.
- ♦ Aplique la mascarilla sobre la piel previamente limpia; deje actuar durante 30 minutos.
- ♦ Enjuague con agua tibia sin frotar la piel.
- ♦ Aplique agua fría al final.
- ♦ Use después una loción hidratante.

Antiguamente se decía: "...tener un cutis de leche y miel", y la combinación de estos ingredientes le ayudará a tener una piel tersa, suave y sin manchas.

Loción astringente y nutritiva

Ingredientes:

25 g de flores frescas de diente de león

100 ml de extracto de hamamelis

Procedimiento:

♦ Frote con las palmas de las manos los pétalos de diente de león.

♦ Mézclelos enseguida con el extracto de hamamelis.

♦ Envase la preparación en un frasco limpio de vidrio oscuro; tape perfectamente.

♦ Deje reposar la mezcla durante 8 días.

♦ Cuele y aplique con la yema de los dedos sobre el cutis limpio, una o dos veces al día.

¿Sabía usted que... el diente de león es un excelente depurador y tonificante, y el hamamelis es ideal para el tratamiento de la piel grasosa, inflamada y con impurezas?

Loción compuesta de agua de rosas
(cutis seco y sensible)

Ingredientes:

> 90 ml de agua de rosas
> ½ cucharadita de miel de abeja
> ½ cucharadita de vinagre de manzana
> 5 ml de alcohol
> 3 gotas de esencia de rosas (o de su esencia favorita)

Procedimiento:

- Disuelva la miel en un poco del agua de rosas previamente calentada.
- Deje enfriar y agregue el vinagre y el resto del agua de rosas.
- Enseguida disuelva en el alcohol la esencia de rosas o la que haya elegido; añada esta mezcla a la anterior.
- Agite y envase en una botella de vidrio oscuro.
- Úsela como loción hidratante, aplicándola en el cutis limpio con un algodón humedecido en agua.
- Frote con suavidad cara y cuello.

¿Sabía usted que... por la combinación de sus ingredientes, es una loción vigorizante y con un pH casi idéntico al de nuestra piel, lo que hace de ella un tratamiento ideal para su cutis?

Loción compuesta de hamamelis para cerrar los poros dilatados

Ingredientes:

    60 ml de agua de hamamelis

    1 g de alumbre

    40 ml de agua de rosas

Procedimiento:

- Caliente dos cucharadas de agua de rosas y disuelva en ellas el alumbre.
- Mezcle con el resto de los ingredientes.
- Guarde esta loción en un frasco de vidrio oscuro.
- Úsela como loción hidratante y refrescante.

El alumbre tiene propiedades astringentes y ayuda a cerrar los poros dilatados del cutis.

Loción de agua de rosas

Procedimiento:

- Con un algodón, úsela como loción hidratante aplicándola en el cutis limpio.
- Deje que se absorba un momento y enseguida aplique su crema favorita.

El agua de rosas se compra en boticas o farmacias. Su fragancia es delicada, y además vigoriza y tonifica el cutis. Se elabora con el aceite esencial de rosas.

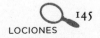

Loción de hamamelis

Procedimiento:

- Con un algodón, aplique como loción hidratante sobre el cutis limpio.
- Deje secar y luego use su crema predilecta.

El agua de hamamelis se obtiene del extracto de hojas y corteza de la planta del mismo nombre. Sus propiedades medicinales son diversas; por ejemplo, es buen auxiliar en casos de inflamación. También se emplea en el tratamiento de la piel grasosa y con impurezas. Puede adquirirla en boticas o farmacias.

Loción de miel (todo tipo de cutis)

Ingredientes:

½ cucharadita de miel de abeja
50 ml de agua de hamamelis
50 ml de agua de rosas

Procedimiento:

- Disuelva la miel en el agua de rosas previamente calentada a fuego lento; cuide que no hierva.
- Una vez fría, agregue el agua de hamamelis; mezcle perfectamente.
- Envase la mezcla de ingredientes en un frasco de vidrio oscuro.

 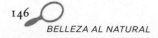

♦ Aplique la loción sobre el cutis limpio con un algodón humedecido en agua.

Esta loción aclara el cutis y es un excelente tratamiento de belleza debido a que su pH es muy parecido al de nuestra piel.

Loción de pétalos (cutis seco y sensible)

Ingredientes:

  2 cucharadas de pétalos de rosa secos
  2 cucharadas de flores de manzanilla secas
  2 cucharadas de pétalos de pensamiento secos
     (opcional)
  30 ml de alcohol
  30 ml de agua de rosas
  100 ml de agua destilada

Procedimiento:

♦ Ponga los pétalos en un frasco de vidrio y vierta encima el alcohol y el agua destilada.
♦ Tape el frasco con un trapo o cedazo limpio; deje reposar toda la noche en un lugar fresco.
♦ Al día siguiente, cuele el líquido en un cedazo fino y exprima perfectamente los pétalos.
♦ Cuele de nuevo para asegurarse de que la loción quede bien filtrada.
♦ Enseguida agregue los demás ingredientes y agite.
♦ Envase en un frasco de vidrio oscuro.

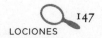

- ♦ Aplique esta loción —especialmente refrescante— con un algodón sobre el cutis limpio, frotando con suavidad.

Esta loción, como la mayoría de las indicadas en este capítulo, tiene un pH casi idéntico al de nuestra piel; por consiguiente, es un excelente tratamiento de belleza.

Loción de violetas para refrescar el cutis

Ingredientes:

    1 puñado de violetas
    500 ml de agua

Procedimiento:

- ♦ Hierva el agua, pero retírela del fuego cuando suelte el hervor.
- ♦ Coloque las flores en un recipiente.
- ♦ Vierta el agua sobre las violetas.
- ♦ Tape el recipiente y deje reposar 20 minutos.
- ♦ Cuele la loción, exprimiendo perfectamente las flores. Puede agregar unas gotitas de tintura de benjuí.
- ♦ Lave su cutis con esta loción, que proporciona frescura y lozanía a la piel.

Mascarillas

Básicamente podemos hablar de dos tipos:

1. Mascarillas blandas: son las que se mantienen elásticas y suaves después de su aplicación.
2. Mascarillas duras: forman una capa firme sobre el cutis. Se quitan una vez que están secas.

Recomendación: en general, para la aplicación de cualquier mascarilla es muy importante que la piel esté bien limpia; asimismo, a fin de que se aproveche al máximo, coloque antes sobre el rostro, de 3 a 5 minutos, una toallita húmeda y tibia.

Proceda luego a la aplicación de la mascarilla elegida. De ser posible, aproveche los momentos de aplicación de su mascarilla para escuchar música, relajarse, meditar, etcétera; de esta manera trabajará por su belleza tanto interna como externa.

Una vez retirada, ya bien limpio el cutis, utilice alguna de las lociones hidratantes, que, además de hidratar, nutrir y tonificar la piel, ayudarán a que esta recupere su capa ácida, todo lo cual redundará en un cutis bello, terso y radiante.

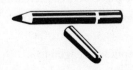

Mascarilla astringente de saúco

Ingredientes:

¼ de vaso de té concentrado de saúco frío

¼ de vaso de yogur

1 cucharadita de fécula de maíz

Procedimiento:

♦ Incorpore bien los ingredientes.

♦ Aplique sobre la cara y piel en general, y deje actuar durante 15 minutos. Retire después con agua fría.

En esta mascarilla el saúco ejerce una función sudorífica y depurativa. El yogur combate infecciones, cicatriza, nutre y suaviza la piel; la fécula de maíz le da lozanía.

Mascarilla astringente de vinagre

Ingredientes:

2 cucharadas de vinagre de manzana

4 cucharadas de yogur

Procedimiento:

♦ Mezcle los ingredientes perfectamente bien.

♦ Aplique sobre cara y cuello; deje actuar 30 minutos.

♦ Retire después con agua fría.

♦ Aplique enseguida una loción hidratante.

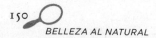

El vinagre de manzana ayuda a renovar la capa ácida de la piel, y en combinación con el yogur, nutre, tonifica y suaviza el cutis.

Mascarilla contra barros y espinillas

Ingredientes:
    3 cucharaditas de vaselina
    1 cucharadita de azufre

Procedimiento:
- ◆ Mezcle bien los ingredientes.
- ◆ Lave muy bien la piel.
- ◆ Aplique la mascarilla sólo en las zonas afectadas.
- ◆ Retire después de media hora, lavando con agua fría.
- ◆ Envase el resto de la mezcla para posteriores aplicaciones.

> **¿Sabía usted que...** al azufre se le conoce como "el mineral de la belleza", pues limpia y purifica la piel?

Mascarilla de col (cutis grasoso)

Ingredientes:

100 g de col rallada finamente

⅓ de taza de vinagre de manzana

Procedimiento:

- ♦ Deje reposar la col en el vinagre de manzana desde la noche anterior para que fermente.
- ♦ Aplíquela sobre el rostro y cúbrala con un pedazo de tela húmeda durante 20 minutos.
- ♦ Lávese la cara con agua fría.

La col ayuda a limpiar el cutis y a disminuir el exceso de grasa; en combinación con el vinagre de manzana, renueva la capa ácida de la piel, dándole tersura y lozanía.

Mascarilla de fresa (cutis grasoso)

Ingredientes:

5 cucharadas de yogur

5 fresas medianas bien machacadas

1 cucharadita de fécula de maíz

Procedimiento:

- ♦ Mezcle muy bien los ingredientes.
- ♦ Coloque sobre cara y cuello.
- ♦ Deje trabajar la mascarilla durante 20 minutos.
- ♦ Lave con agua fría.

 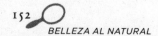

Además de ayudar a eliminar el exceso de grasa e impurezas, esta mascarilla nutre, suaviza y rejuvenece la piel.

Mascarilla de girasol (cutis grasoso)

Ingredientes:

    2 cucharadas de semillas de girasol peladas
    1 cucharadita de miel de abeja
    1 cucharadita de aceite de oliva
    Suficiente agua caliente

Procedimiento:

- ♦ Pulverice en la licuadora las semillas de girasol.
- ♦ Mezcle y disuelva la miel con un poco de agua caliente. Enseguida agregue el aceite de oliva y al final el polvo de las semillas de girasol. Si es necesario, agregue un poco más de agua caliente para obtener una pasta suave.
- ♦ Extienda una capa gruesa sobre cara y cuello y déjela actuar durante 30 minutos.
- ♦ Después lávese con agua tibia y por último con agua fría.

Las semillas de girasol, al igual que el aceite de oliva, son ricas en vitamina E, ácidos grasos esenciales y lecitina, mientras que la miel cura y suaviza la piel.

Mascarilla de jitomate (cutis grasoso)

Ingredientes:

  ¼ de taza de yogur

  1 jitomate mediano maduro

  1 cucharadita de fécula de maíz

Procedimiento:

- ◆ Licue los ingredientes hasta que queden bien incorporados.
- ◆ Aplique en cuello y rostro.
- ◆ Deje reposar la mascarilla durante 20 minutos.
- ◆ Enjuague con agua fría.

Esta mascarilla combate el exceso de grasa e impurezas y da lozanía y tersura a la piel.

Mascarilla de manzana (cutis grasoso)

Ingredientes:

  2 cucharadas de yogur

  1 manzana pelada

  1 cucharadita de fécula de maíz

Procedimiento:

- ◆ Quite el corazón a la manzana y licue con el yogur y la fécula de maíz.
- ◆ Aplique en rostro y cuello.

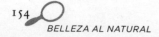

♦ Dé 30 minutos a la mascarilla para que actúe. Retire con agua fría.

> **¿Sabía usted que...** el yogur nutre y quita impurezas de la piel; la fécula de maíz da suavidad y firmeza, mientras que la manzana combate la grasa y las impurezas? Esta combinación nutre, suaviza y limpia la piel.

Mascarilla de nabo (cutis grasoso)

Ingredientes:
  ½ vaso de yogur
  1 cucharada sopera de nabo rallado
  1 cucharadita de fécula de maíz

Procedimiento:
  ♦ Mezcle perfectamente bien estos ingredientes.
  ♦ Aplique sobre cara y cuello.
  ♦ Deje actuar durante 30 minutos. Retire con agua fría.

> **¿Sabía usted que...** el nabo, al igual que otros tubérculos, absorbe de la piel impurezas y exceso de grasa, dejándola sana y limpia?

Mascarilla de zanahoria (cutis grasoso, excelente contra el acné)

Ingredientes:

    ½ taza de yogur

    1 cucharada copeteada de zanahoria finamente rallada

    1 cucharadita de fécula de maíz

Procedimiento:

- ◆ Mezcle los ingredientes.
- ◆ Aplique en rostro y cuello; deje actuar 20 minutos.
- ◆ Retire con agua fría.

Ofrece sorprendentes resultados en el tratamiento del acné y el cutis grasoso, ya que la zanahoria contiene unas sustancias llamadas abscisinas, que absorben los elementos nocivos de la piel.

El yogur nutre, suaviza y combate infecciones por su alto contenido de zinc y de bacterias de fermentación.

La fécula de maíz suaviza, aclara y da firmeza y lozanía a la piel.

Mascarilla nutritiva (cutis grasoso)

Ingredientes:

    1 cucharadita de miel de abeja

    1 clara de huevo

    1 cucharada de avena pulverizada

Procedimiento:

- ♦ Mezcle los ingredientes y aplique sobre el cutis limpio.
- ♦ Deje actuar durante 20 minutos.
- ♦ Lave con agua tibia primero y fría al final.

La miel ayuda a eliminar impurezas y a suavizar el cutis.

La clara de huevo disminuye el exceso de grasa y da firmeza a la piel.

La avena nutre, aclara y sirve como un suave exfoliante.

Esta combinación da resultados excelentes, brindando a la piel suavidad, frescura y lozanía.

Mascarilla nutritiva (limpiadora de espinillas y células muertas)

Ingredientes:

    1 cucharada de avena pulverizada
    10 gotas de aceite de almendras dulces
    1 clara de huevo
    Leche suficiente para dar consistencia cremosa a
        la mascarilla

Procedimiento:

- ♦ Mezcle todos los ingredientes.
- ♦ Aplique la mascarilla sobre el cutis limpio, con movimientos ascendentes.
- ♦ Permita que actúe durante 20 minutos.

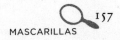

♦ Enjuague después con agua tibia y finalmente con agua fría para cerrar los poros y estimular la circulación.

La avena nutre y suaviza, a la vez que es un exfoliante.

El aceite de almendras dulces es un ingrediente excelente en la preparación de cosméticos; es curativo y suavizante.

La clara de huevo extrae impurezas y tonifica el cutis.

Mascarilla nutritiva de levadura (cutis grasoso y con impurezas)

Ingredientes:

2 cucharadas de yogur
1 cucharada de levadura de cerveza

Procedimiento:

♦ Mezcle los ingredientes hasta formar una pasta suave.
♦ Aplique la mascarilla sobre su rostro y cuello.
♦ Deje actuar durante 15 minutos.
♦ Retire con agua fría.

El yogur nutre, suaviza, purifica y limpia la piel; la levadura de cerveza nutre y combate infecciones.

Mascarilla para combatir barros y espinillas

Ingredientes:

    1 pizca de ácido bórico

    1 pizca de bicarbonato de sodio

    1 pizca de sal

    Unas gotas de jugo de limón

Procedimiento:

- ♦ Mezcle los polvos con la sal y añada el jugo de limón necesario para formar una pasta.
- ♦ Aplique por la noche sólo en la zona afectada, dando un masaje circular.
- ♦ Enjuague por la mañana.

Esta combinación ayuda a eliminar el exceso de grasa y a combatir barros y espinillas, a la vez que renueva la capa ácida de la piel.

Ojos luminosos

Desde el inicio de los tiempos la belleza y su conservación ha preocupado a los hombres, y los griegos no fueron la excepción. Las fórmulas que a continuación presento tienen su origen en la antigua Grecia; ambas dan brillo y claridad a los ojos:

"Tomad miel clara y limpia donde hay abejas muertas; poned una gota en los ojos."

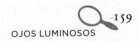

"Mezclad la miel con las cenizas de cabezas de abejas. Hace los ojos muy brillantes."*

Polvos

Polvo exfoliante para codos y rodillas percudidos

Ingredientes:

1 cucharada de avena

1 cucharada de arroz integral

1 cucharada de salvado

1 cucharada de trigo

1 cucharada de habas

4 cucharadas de rosa de Castilla

1 cucharada de levadura de cerveza

Procedimiento:

♦ Pulverice todos los ingredientes en la licuadora.

♦ Una vez pulverizados agregue, si lo desea, su esencia favorita.

♦ Envase los polvos.

♦ Para una limpieza a fondo, humedezca un poco de polvo y frote codos y rodillas percudidos.

* *La miel*, Janet Bord, EDAF, Madrid, 1972, p. 37.

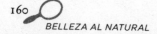

La combinación de estos ingredientes ofrece un polvo exfoliante ideal para limpiar a profundidad codos y rodillas o cualquier área percudida de la piel.

Polvos de limpieza (todo tipo de cutis)

Ingredientes:
  1 taza de fécula de maíz
  1 taza de leche en polvo
  ½ taza de harina de trigo

Procedimiento:
  ♦ Mezcle todos los ingredientes y guárdelos en un frasco herméticamente tapado.
  ♦ Limpie su cara con la crema limpiadora; enseguida mezcle con agua tibia un poco de los polvos ya preparados.
  ♦ Durante unos minutos dé con ellos un masaje suave a la cara.
  ♦ Finalmente, enjuague con agua tibia y luego fría.
  ♦ Aplique enseguida una loción humectante; después, la crema de su elección.

Es un suave y delicado exfoliante en el cual la fécula de maíz y la harina de trigo nutren y suavizan el cutis, mientras que la leche en polvo lo aclara y le da lozanía y tersura.

Mezcla para suavizar y blanquear piel rugosa de codos, rodillas y talones

Ingredientes:

1 cucharadita de aceite de oliva
¼ de cucharadita de avena pulverizada
½ limón grande

Procedimiento:

♦ Exprima el limón; deje sólo un poco de jugo en la cáscara.
♦ Vierta ahí el aceite de oliva y la avena; mézclelos.
♦ Frote codos y rodillas percudidos.

> **¿Sabía usted que...** en esta combinación, el aceite de oliva actúa suavizando la piel con sus vitaminas A, E y sus aceites esenciales; mientras que la avena es un ligero exfoliante para eliminar las células muertas de las áreas percudidas, a la vez que el limón aclara y renueva la capa ácida de la piel?

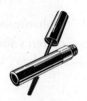

Poros abiertos - acné

Los poros de la piel son los orificios donde se encuentran los folículos pilosos, las glándulas sebáceas y las sudoríparas. Su tamaño está determinado genéticamente: es hereditario. Sin embargo, algunos padecimientos de la piel dan lugar a que aumenten de tamaño; por ejemplo, una piel grasosa o el acné traerán como consecuencia, en la edad madura, que los conductos sebáceos queden más abiertos por haberse distendido. Esto se reflejará en la nariz, mejillas y barbilla, por ser éstas las zonas donde hay mayor cantidad de glándulas sebáceas.

Pellizcar o "exprimir" los barros y espinillas propicia que la mayor abertura de los poros se vuelva permanente. El tratamiento adecuado del acné le ayudará a evitar posteriormente la apertura exagerada de los poros. En éste, como en todos los padecimientos de la piel, la limpieza y una dieta adecuada son muy importantes.

Debe adoptarse una dieta baja en grasas, pues éstas estimulan la ya incrementada actividad de las glándulas sebáceas, lo que provoca la rápida ascensión de los aceites a la superficie de la piel, acumulándose una gran cantidad de grasas difíciles de eliminar con tanta rapidez.

La dieta natural, baja en grasa y rica en fibra, es básica para corregir este padecimiento. Externamente le sugerimos el empleo de vaporizaciones, lo que ayudará a eliminar el exceso de grasa e impurezas de la superficie de la piel. Además, le recomendamos tés de plantas medicinales, sumamente benéficos, y diversos tipos de mascarillas para evitar este problema.

El yogur es un alimento excelente tanto ingerido como aplicado externamente; contiene abundantes nutrimentos muy importantes, como sus proteínas de magnífica calidad, 16 vitaminas y 17 minerales diferentes, entre los que destaca el zinc: estudios recientes revelan que en la mayoría de los casos de acné existe una deficiencia de zinc en el organismo. Si bien ésta no es la única causa, el empleo de este mineral en su tratamiento brinda excelentes resultados. El yogur también es muy rico en ácidos nucleicos —material genético, base de la reproducción celular— y en bacilos de fermentación, benéficos y sumamente útiles para combatir todo tipo de problemas infecciosos.

Vaporizaciones

Vaporizaciones faciales

Sabemos que nuestra piel es un tercer riñón; por tanto, refleja el estado de nuestro sistema de eliminación y de nuestra salud en general. Las erupciones, granos o piel grasosa en exceso son originados por una inadecuada alimentación, una eliminación deficiente o bien una gran acumulación de toxinas en nuestro organismo.

Para eliminar este tipo de problemas es necesario llevar una dieta sana y nutritiva. En mi libro *Manual de terapias naturales para cada enfermedad* encontrará, en la sección "Acné", un tratamiento integral para este padecimiento; aquí sólo se ofrece la terapia externa para la piel. Además,

 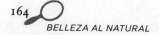

el empleo de vaporizaciones nos ayudará, con el calor del vapor y la acción benéfica de las plantas, a limpiar la piel de impurezas y a liberarla del exceso de grasa.

Procedimiento para realizar vaporizaciones:
- ♦ Hierva un litro de agua.
- ♦ Retire el agua del fuego y añada las plantas medicinales elegidas, aproximadamente 50 g en total.
- ♦ Tape el recipiente y déjelas reposar durante 5 minutos.
- ♦ Pasado este tiempo vierta la cocción en un recipiente amplio sobre el cual pueda mantener su rostro a una distancia prudente para no quemarse. Para que sea más fuerte la acción del vapor, puede colocar sobre la cabeza una toalla en forma de tienda.
- ♦ Al cabo de 15 minutos seque su rostro y enseguida pase sobre él una toalla mojada en agua fría y luego exprimida, lo que le ayudará a cerrar los poros y restablecer la temperatura normal.
- ♦ Enjuague la toalla y vuélvala a colocar sobre la cara y cuello, dejándola ahí por espacio de 5 a 10 minutos mientras se relaja.
- ♦ Realice esta práctica una vez a la semana, o dos en caso de poseer un cutis muy grasoso; le dará magníficos resultados.

¡Recuerde que un rostro tenso y un ceño fruncido no son signos de juventud ni de belleza!

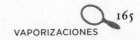

Vaporización astringente

Ingredientes:

     15 g de hierbabuena

     15 g de romero

     15 g de flor de saúco

     1 l de agua

Procedimiento:

♦ Mezcle las hierbas.

♦ Siga el procedimiento para vaporizaciones (página 165).

La hierbabuena es excelente en el tratamiento del cutis flácido y con impurezas y poros dilatados; además, limpia las vías respiratorias.

El romero es antiséptico, relajante y cicatrizante.

El saúco tiene una acción sudorífica, limpiadora y curativa.

Vaporización limpiadora y relajante

Ingredientes:

     15 g de hinojo

     15 g de tila

     15 g de manzanilla

     15 g de menta

     1 l de agua

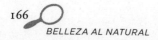

Procedimiento:

- ♦ Mezcle las hierbas.
- ♦ Siga el procedimiento para vaporizaciones (página 165).

El hinojo despeja las vías respiratorias y suaviza el cutis por su contenido de aceites naturales.

La tila tiene efectos sedantes y sudoríficos.

La manzanilla ejerce un efecto aclarante, calmante, limpiador y antiinflamatorio.

La menta es refrescante y combate las infecciones; limpia además las vías respiratorias.

Vaporizaciones contra acné y espinillas

Ingredientes:

15 g de siempreviva
15 g de hinojo
15 g de consuelda
1 l de agua

Procedimiento:

- ♦ Mezcle las hierbas.
- ♦ Siga el procedimiento para vaporizaciones (página 165)

La siempreviva tiene efectos cicatrizantes y quita la irritación de la piel. Además, la vaporización de esta planta limpia y aclara los ojos.

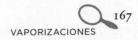

El hinojo suaviza el cutis por su contenido de aceites naturales; despeja además las vías respiratorias.

La consuelda es cicatrizante y astringente.

Existen varias fórmulas para hacer las vaporizaciones, usted puede elegir la que más le guste. Prácticamente cualquier planta medicinal le será de utilidad; pueden ir solas o combinadas. Enseguida le sugerimos algunas plantas medicinales, elija la más apropiada a sus necesidades. Puede también combinar dos o tres de ellas.

Borraja. Combate la flacidez y la mala circulación sanguínea, causa primordial de resequedad y envejecimiento.

Caléndula. Limpia y cura el cutis grasoso y con impurezas.

Hierbabuena. Excelente en el tratamiento para cutis flácido, con impurezas y poros dilatados. Además, por sus aromáticos aceites esenciales, es magnífica para las vías respiratorias.

Hinojo. Además de despejar las vías respiratorias, suaviza el cutis por su alto contenido de aceites naturales.

Manzanilla. Tiene efecto calmante, aclarante y limpiador; combate infecciones de la piel.

Menta. Es refrescante y combate las infecciones; limpia además las vías respiratorias con sus exquisitos aceites esenciales.

Melisa. Es refrescante y relajante.

Romero. Actúa como antiséptico y cicatrizante; además, es estimulante para la piel y la circulación.

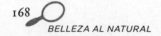

Rosa (pétalos). Limpia a fondo los poros y favorece la circulación de la sangre en la piel.

Salvia. Limpia los poros profundamente, lo cual calma y combate infecciones.

Vinagres y yogur

Vinagre de manzana

Ingredientes:

> 1 l de agua
> 1 pieza de piloncillo
> 1 manzana grande rallada

Procedimiento:

- ◆ Corte el piloncillo en trozos pequeños.
- ◆ Vacíe los ingredientes en un frasco de vidrio.
- ◆ Tape con un lienzo para que los ingredientes transpiren.
- ◆ Deje macerar durante 8 días.
- ◆ Cuele y después refrigere.

El vinagre de manzana se recomienda en muchos de los tratamientos aquí indicados. Puede comprarlo ya elaborado o prepararlo en casa como explico.

Vinagre de pétalos de rosa

Ingredientes:

100 g de pétalos de rosa secos

500 ml de vinagre de manzana

250 ml de agua destilada

30 ml de alcohol

Aceite esencial de rosas

Procedimiento:

♦ Ponga los pétalos de rosa en un frasco de vidrio limpio y con tapa.

♦ Vierta el vinagre de manzana. Asegúrese de cerrar perfectamente el frasco.

♦ Deje macerar al sol durante 15 días; revuelva, sin destapar, cada 2 o 3 días.

♦ Transcurrido este tiempo, con un cedazo fino filtre la preparación en un frasco de vidrio oscuro. Si es necesario, repita el filtrado para evitar la presencia de residuos en el líquido.

♦ Enseguida agregue en este frasco oscuro el agua destilada y el alcohol previamente mezclado con el aceite esencial de rosas. Cierre perfectamente.

♦ Dé una fricción con el vinagre a todo su cuerpo después del baño diario, ya sea de tina o regadera.

Este vinagre es refrescante y vigorizante, además de que regenera la capa ácida natural de la piel.

Yogur

Ingredientes:

   2 l de leche

   2 cucharadas soperas de leche en polvo
       (opcional)

   150 ml de yogur (¾ de taza)

Procedimiento:

♦ Hierva la leche y deje enfriar durante 30 minutos.

♦ Agregue la leche en polvo y el yogur bien batido.

♦ Tape el recipiente y envuélvalo perfectamente con un lienzo de lana para que guarde el calor durante 5 horas o más, según si la temperatura ambiente es templada o fría.

♦ Ya envuelto, guárdelo en una caja de cartón.

♦ Una vez que el yogur haya cuajado, refrigérelo.

El yogur natural se utiliza en muchos de los tratamientos indicados en este libro; elija de la vasta variedad de mascarillas de yogur la que responda a sus necesidades.

Sus excelentes propiedades terapéuticas y nutritivas favorecen a la piel. Ayuda a eliminar infecciones, erupciones, granos y grasa; por su contenido de vitamina A y zinc, así como por los bacilos de fermentación, es un potente auxiliar en el proceso de cicatrización. Suaviza y da lozanía a la piel aun en los casos más severos de acné, espinillas, infecciones, etcétera.

Puede comprarlo ya elaborado o prepararlo en casa como se indicó anteriormente.

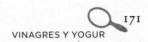

Belleza al natural de Margarita Chávez Martínez
se terminó de imprimir en mayo de 2017
en los talleres de
Impresora Tauro S.A. de C.V.
Av. Plutarco Elías Calles 396, col. Los Reyes,
Ciudad de México